우리나라 치의학교육,
그 100년의 역사

우리나라 치의학교육, 그 100년의 역사

서울대학교 치의학교육 100년

발간사

올해는 서울대학교 치의학대학원의 개학 100주년을 맞는 해입니다. 지금으로부터 100년 전인 1922년 경성치과의학교로 시작한 서울대학교 치의학대학원은 경성치과전문학교, 경성치과대학, 서울대학교 치과대학, 서울대학교 치의학대학원으로 이어져 내려오며 100년의 역사를 만들어 왔습니다.

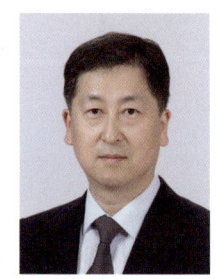

서울대학교 치의학대학
원장 권호범

서울대학교 치과대학·치의학대학원은 우리나라에서 최초로 치의학 교육을 시작한 학교이면서 개학 후 1922년부터 약 50년 간 우리나라에서 유일하게 치과의사를 배출하는 교육기관이었으며, 이후에도 수많은 인재를 배출하며 우리나라 치의학계에서 중심적 역할을 해 왔습니다. 지난 100년 간 서울대학교 치과대학·치의학대학원의 졸업생들이 우리나라와 전 세계에 큰 기여를 해 왔으며 대학도 연구 및 교육면에서 수월성을 지속해왔습니다. 현재 서울대학교 치의학대학원은 전 세계 치과계에 널리 알려진 명문대학이 되었습니다.

서울대학교 치의학대학원의 선배님들은 오늘날과 같은 교육과 연구 활동을 해오며 학교를 발전시켜 왔습니다. 대학이 처음 문을 연 1922년에 서울대학교 치의학대학원 본관이 위치한 현재 서울대학교 연건캠퍼스 위치에서 서울대학교 치과대학·치의학대학원이 경성치과의학교란 이름으로 우리나라 최초의 치의학 교육을 시작하였습니다. 1928년에는 저경궁이 있던 자리인 당시 서울의 중심가 소공로에 교사를 마련하여 학교를 이전하였습니다. 이곳에서 교육이 이루어지던 치과대학의 시대는 1969년 막을 내리고, 서울대학교 치과대학은 최초로 치의학 교육을 시작했던 연건동 현재 서울대학교 치의학대학원의 위치로 다시 돌아왔으며, 현재까지 같은 건물을 서울대학교 치의학 대학원 본관으로 사용하고 있습니다. 서울대학교 치과대학·치의학대학원의 교육 제도는 처음에 경성치과의학교 2년제로 시작하였지만 곧 3년제로 바뀌었고, 이후 4년제로 변경되었다가 6년제가 되었으며, 2005년에 치의학전문대학원이 되며 4년제로 돌아간 듯이 보였습니다.

하지만 이전 그대로 돌아온 것은 아닙니다. 그동안 서울대학교 치과대학·치의학대학원에는 본관 건물 외에 생체재료연구동과 교육동이 생겼고, 대학 본관 저층부를 사용하던 치과병원도 4개의 건물로 이루어진 세계 최고의 치과병원으로 변모하였습니다. 또한 대학과 치과병원이 관악캠퍼스로 확장하였고, 곧 시흥캠퍼스에도 진출하게 됩니다. 학제 면에서도 계속 발전하여 대학의 교육제도는 현재 7년제 학사석사 통합과정과 대학졸업생들의 입학하는 치의학전문대학원 체제를 유지하며 교육과 연구역량 면에서 세계 최고의 위치를 달리고 있습니다.

개학 100주년을 맞는 시점에서 『우리나라 치의학교육, 그 100년의 역사』를 펴내는 이유는 서울대학교 치과대학·치의학대학원이 살아온 지난 100년의 기록을 남겨 뒤를 돌아보고 앞으로 나아갈 길을 살펴보기 위해서입니다. 경성치과의학교에서 시작하여 서울대학교 치의학대학원으로 이어지는 지난 100년 간 대학에는 무수히 어려운 상황이 있었지만 동문, 기업을 비롯한 학교와 관련된 여러분들의 도움으로 학교가 성장해 왔습니다.

서울대학교 치과대학·치의학대학원은 우리나라의 최초 치의학교육기관일뿐 아니라, 박명진 서울대학교 치과대학 초대학장이 언급한 것처럼 민족을 생각하고 사회에 봉사해 온, 국가에 기여해 온 대학입니다. 서울대학교 치과대학·치의학대학원은 지난 100년 동안 우리나라 최고의 치의학교육기관이었고, 앞으로의 100년은 세계 최고의 교육기관으로 자리매김할 것을 확신합니다. 서울대학교 치과대학·치의학대학원은 앞으로 여러 개의 캠퍼스를 운영하며 뛰어난 연구역량을 가지고 지난 100년의 업적을 뛰어넘는 세계 선도의 시대를 열어갈 것입니다.

2022년, 개학 100주년에 발간하는 『우리나라 치의학교육, 그 100년의 역사』가 앞으로 서울대학교 치의학대학원 뿐 아니라 우리나라 치과계의 발전을 보여줄 지침서가 되기를 바라겠습니다.

서울대학교 치의학대학원
원장 권호범

서문

2010년 서울대학교 최고의결기구인 평의원회에서 서울대학교의 개교년도는 1946년임을 분명히 하였습니다. 다만 경성제대와 함께 흡수한 9개 구제학교인 경성의학전문학교, 경성고등공업학교, 수원고등농림학교, 경성법학전문학교, 경성고등상업학교, 경성광산전문학교, 부산고등수산학교, 평양공업전문학교, 대구농업전문학교는 서울대학교의 각 단과대학에서 학문을 연 기원이라 할 수 있기에, 이중 가장

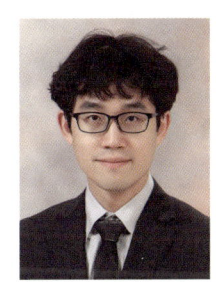

서울대학교 치의학대학원
예방치학교실 조현재

빠른 조선법관의학교의 설립년도인 1895년을 서울대학교의 개학년도라고 하였습니다.

경성치과의학교가 개교하면서 한반도에서 공식적으로 조선인 치과의사를 대거 양성할 수 있게 되었고, 현재 대한치과의사협회의 창립기원인 한성치과의사회의 주요 임원이 됩니다. 당시 한성치과의사회의 초기 설립 구성원 7명 중 4명이 경성치과의학교의 1회 졸업생이었고, 순차적으로 한성치과의사회의 회원으로 경성치과의학교 및 경성치과의학전문학교 졸업생들이 참여하게 되었습니다. 해방 후에 이들은 서울치대 및 초기 대한치과의사협회의 주요 구성원이 되면서 계속적으로 치의학을 전수하고 발전시킬 수 있게 되었습니다. 따라서 경성치과의학교 개교기념일을 서울치대 개

학 100주년으로 기억하는 것은 이 땅에서 조선인 치과의사들을 길러내게 되는 순간을 기념하게 되는 의미가 됩니다.

경성제국대학(이하 경성제대)은 일제가 세운 식민지 침탈을 강화하기 위한 고등교육기관이었습니다. 이와 대조적으로 경성치과의학교를 포함한 9개의 구제학교는 최소 20~50% 가량의 학생이 조선인이었습니다. 특히 경성치과의학교는 전문학교 승격 이전 조선인을 2/3 이상 선발한다는 내규가 있었기에 한반도에서 최초로 정규교육을 받은 조선인 치과의사를 집단적으로 양성하게 됩니다. 따라서 서울치대 개학 100주년을 기념한다는 것은 일제가 세운 기관이나 일본인 설립자를 기리는 것이 아니라 이 땅에서 최초로 정규 치의학교육을 시작한 100년을 기념한다는 의미와 역사적 명분이 있습니다.

서울치대는 '개교'라는 용어 대신에 분명하게 '개학'이라는 용어로 100주년을 준비하고 있습니다. 서울치대의 개학이라는 용어에 부정적인 기사는 거의 없지만, 서울대학교 개학은 1895년이라는 것에 대해서는 말장난이라고 하며 경성제대가 역사에 포함될 수는 없다라고 합니다. 그러나 경성제대를 제외한 9개의 구제학교에서 상당수의 조선인을 교육시켰으며, 일본인 학생의 비율이 훨씬 높은 경성제대를 기원으로 삼는 단과대학은 서울대학교에 없습니다. 따라서 '개학'이라는 용어의 사용은 왜곡된 역사를 바로 잡은 것이라고 생각합니다. 그럼에도 불구하고 나라를 빼앗기고 또한 근대적 치의학 교육의 시작을 일제에 의존하였다는 점은 뼈아픈 역사이기도 합니다. 그 아픈 역사를 거쳐서 치의학은 현재까지 오게 되었습니다.

현재 대한민국의 치의학 수준은 세계적이며 일부 임상 술식은 근대 치의학이 시작되었던 선진국보다 더 앞서 있는 상황입니다. 또한 기초 학문은 세계 유수의 저널에 많은 논문을 게재하고 있습니다. 이 책은 단순히 서울치대의 역사뿐만 아니라 대한민국 치의학의 역사이기도 합니다.

앞으로 더 대한민국 치의학이 발전하기 위해 과거를 되돌아보고, '역사를 잊은 민족에게는 미래가 없다'라는 말을 되새기면서 이 책을 준비하였습니다.

서울대학교 치의학대학원
예방치학교실 조현재

차례

발간사 4 | 서문 7

| 1 | 경성치과의학교 | 12 |

| 2 | 경성치과의학전문학교 | 20 |

3	해방후 경성치과대학	28
해방후 국내외 정세	29
경성치과대학 개교	30

4	국립 서울대학교 출범	34
국립 서울대학교 설치안 파동	36
국립 서울대학교 치과대학으로 편입	39
국립 서울대학교 치과대학 제1회 졸업	40
서울대학교 치과대학 터	41

5	한국전쟁과 피난시대	52
피난중 판자집 교사	53
최초 치의학계 대학원 교육 시작	57

6	서울 환도와 전쟁 후 복구기	60
소공동 본 교사 시절, 미국의 원조	61
부속 병원 진료	69
최초 치의학 석·박사학위, 치의예과 개설	70

| 7 | 6년제 치의학교육의 도입 | 72 |

- 치의학 연구의 활성화 — 74
- 연건동 교사로 이전 — 76
- 연건동 치과대학 부속병원 개원 — 80
- 치의학 교육을 위한 노력 — 82

| 8 | 연건캠퍼스 | 84 |

- 1970년대 — 85
- 치의학 연구를 위한 지원 — 87
- 학술교류를 위한 노력과 산물 — 91

| 9 | 선진연구 수행과 국제화 | 94 |

- 1980년대 — 95

| 10 | 21세기를 준비하기 위한 치과대학 발전방안 | 102 |

- 도약과 21세기 준비 — 103
- 치과병원 건립 — 105
- 대학교육의 발전방안 추진 — 113
- 대학기구, 부속기관 등 관련 기관의 발전 — 115

| 11 | 치과대학의 새로운 밀레니엄 | 118 |

- 전문대학원 체제로의 변화 — 119
- BK21 치의학생명과학사업단 — 137

| 12 | 학제 그리고 교육과정 | 144 |

- 온라인 강의, 회의 설비 구축, 가속화 — 151
- 국제화의 길로 들어선 치의학대학원 — 157

연혁 162 | 참고문헌 164

1

경성치과의학교

경성치과의학교는 우리나라 최초의 정규 치의학교육기관이다. 학교를 설립하는 데 두 인물, 나기라 다쓰미(柳樂達見)와 도미가 기사꾸(富田儀作)가 중요한 역할을 하였다. 조선총독부의원 치과장이었던 나기라 다쓰미는 "조선인에게 실업교육을 받게 하여 생활의 안정을 얻도록 하자"는 목적을 위해 치과의학교가 필요하다고 생각하였다. 그는 이 내용을 진남포의 실업계 중진이었던 도미가 기사꾸에게 전하였고, 그로부터 재정 후원을 받으면서 경성치과의학교 설립의 발판을 마련하였다. 처음에는 치과의사강습소를 설립하려고 하였으나, 경기도청 학무과장 노부하라 세이(信原聖)의 권유로 치과의학교를 설립하는 것으로 계획을 변경하였다. 나기라 다쓰미는 일제에 경성치과의학교 설립을 신청하였고, 1922년 4월 1일 조선총독부로부터 설립 인가를 받아 경성치과의학교가 개교하였다. 개교식 겸 입학식은 1922년 4월 15일에 거행되었다.

개교 당시 남녀공학의 2년 야간제로 운영하였고, 입학정원은 50명이었다. 입학시험을 통해 학생을 선발하였고, 시험과목은 물리, 화학, 미술이었다. 하루 평균 3시간에서 3시간 30분의 수업이 이루어졌으며, 재정 부족으로 독립된 교사를 마련하지 못하여 조선총독부의원 건물 일부와 경성의학전문학교 교사를 사용하였다. 초대교장으로 나기라 다쓰미가 취임하였고, 교수진은 주로 경성의학전문학교 교수나 조선총독부의원 의관으로 구성되었다.

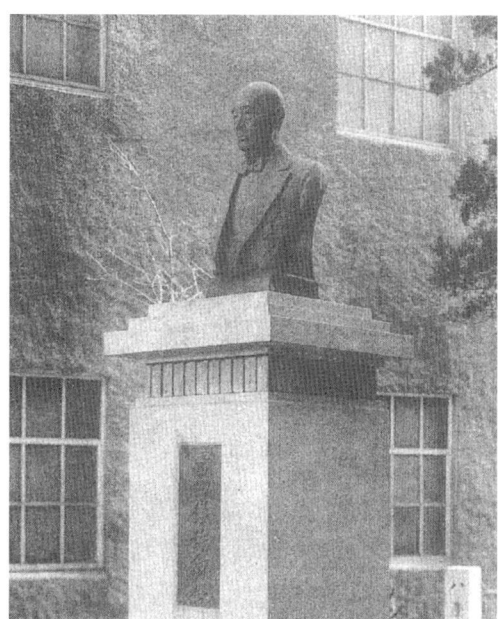

경성치과의학교 창설자 도미가 기사꾸

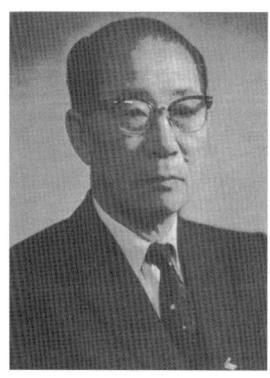

경성치과의학교와 경성치과의학전문학교 교장을 지낸
나기라 다쓰미(1922~1945)

표1   경성치과의학교 개교 당시 교과목과 담당 교수

교과목	담당 교수	교과목	담당 교수
치과병리학	柳樂達見	치과해부학 및 기공학	廣瀨文質
치과생리학	生田信保	해부학	朴昌薰, 上田常吉
병리약리학	三品敬吉, 先尾太郎	병리총론	武藤忠次, 德光美福
기공학	岡田正	외과총론	植村俊二, 小川秋郎
보존학	岡田四郎	조직학	金顯周
보철학	平馬健兒, 高島義人	생리학	久慈直太郎
구강외과학	西山幸男	세균 및 위생학	成田夫介
보존학 및 교정학	福井勝, 森哲郎	내과	風呂中, 不二夫

2년 야간제 운영방식으로는 학생에게 충분한 교육을 제공할 수 없다고 판단하여 1923년 5월 8일 3년 주간제로 학칙을 변경하였다. 3년의 기간 중 1년 반은 기초의학에, 나머지 1년 반은 임상에 초점을 두고 강의와 실습이 이루어졌다. 총독부의원 내에 위치한 진료실에서 주로 보존 치료와 발치 등의 임상실습이 이루어졌고, 시간이 지날수록 내원 환자는 증가하였다. 총독부의원 내 진료실은 학생이 임상 경험을 쌓는다는 측면에서 의미 있는 공간이었으나 학생 대비 공간이 협소하고 치과치료용 의자(2대)도 부족하였다. 이러한 이유로 1924년 10월 15일 부속병원을 을지로의 일본생명빌딩(현 을지로입구 한국전력건물 옆) 2층에 개설하고 치과치료용 의자를 15~16대로 늘리고 치과용 뢴트겐(지멘스, 독일) 1대를 설치하였다.

1925년 2월 28일 경성치과의학교가 조선총독부의 지정학교로 인가되면서 경성치과의학교 졸업생은 졸업시험 외 별도의 시험을 치르지 않고 한

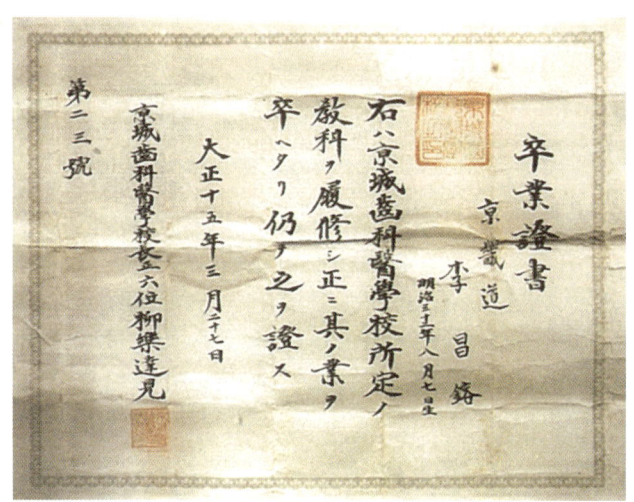

경성치과의학교 졸업증서

국과 만주에 치과를 열 수 있게 되었다. 1925년 4월 15일 경성치과의학교는 28명의 제1회 졸업생을 배출하였다. 졸업생 중 한국인(23명)이 일본인(5명)보다 많은 것은 한국인을 많이 배출하기 위함이 아니라 당시 치과계의 전망이 낙관적이지 않다는 점을 반영한 것이었다. 1925년 제1회 졸업부터 1933년 제8회 졸업까지 총 181명의 학생이 졸업하였으며, 이중 한국인은 93명이었다. 경성치과의학교 졸업생 중 일부는 경성치과의학전문학교에서 1년 더 수학하여 치의학사 학위를 받기도 하였다.

1926년 경성제국대학 의학부가 만들어지면서 조선총독부의원 건물과 경성의학전문학교를 반환해야 하는 상황이 되었고, 해당 건물과 학교를 교사로 사용하고 있었던 경성치과의학교의 교사 문제도 함께 불거지게 되었

표2 경성치과의학교 제1회 졸업생

한국인	강흥숙, 김관현, 김기우, 김용진, 김름이, 남기범, 노기범, 노용규, 노진수, 박원일, 박준영, 신응형, 안종서, 유희경, 윤병준, 이근용, 이무상, 이병철, 전훈조, 정동진, 조 원, 최영식, 한종호
일본인	松尾兵作, 八田末吉, 租川兼一郞, 若松夏代, 今村汎

다. 이에 대하여 나기라 다쓰미는 학교와 부속병원을 설립할 수 있는 관유지를 재무국에 요청하였고, 1927년 3월 조선총독부는 저경궁 궁지 662평을 양여하였다. 1927년 6월 6일 교사 및 부속병원 건축 공사에 착수하여, 같은 해 11월 17일 상량식을 했으며, 1928년 9월 2일, 대지 662평, 건평 1,600평의 4층 철근 콘크리트 건물을 준공하였다. 1928년 9월 29일에는 낙성식을 거행하였다. 이를 통해 교육과 진료를 위한 공간 및 시설을 갖출 수 있게 되었다.

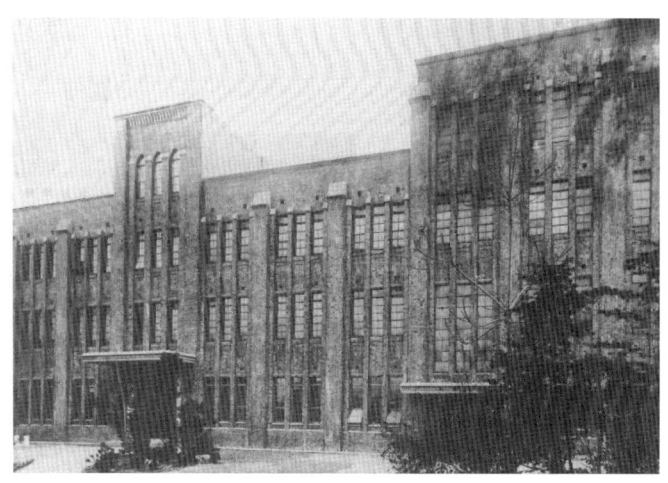

4층	교실, 기공실습실, 각과 연구실
3층	강당, 계단교실, 각과 연구실, 도서실
2층	예진실, 보존부, 외과부, 보철부, 수술실, 약제실, 임상강의실, 각과 의국
1층	교장실, 교무실, 서무실, 회의실, 특진실, 기공실습실, 재료상실
지하 1층	기관실

경성치과의학전문학교 신축교사 및 부속병원과
경성치과의학교 신축교사 및 층별 공간(1928년)

읽을거리

한성치과의사회(대한치과의사협회 전신)

한성치과의사회는 한국인으로만 구성된 단체로서 경성치과의학교 제1회 졸업생의 제안으로 1925년에 설립되었다. 당시 한성치과의사회 외에도 경성치과의사회(1912년 설립)와 조선치과의사회(1921년 설립)가 있었는데 이 두 단체는 일본인 치과의사에 의해 설립된 단체였다.

한성치과의사회 설립 당시 회원은 함석태, 안종서(경성치과의학교 제1회 졸업), 김용진(경성치과의학교 제1회 졸업), 최영식(경성치과의학교 제1회 졸업), 박준영(경성치과의학교 제1회 졸업), 조동흠, 김연권으로 총 7명이었으며, 이중 함석태가 초대 회장으로 추대되

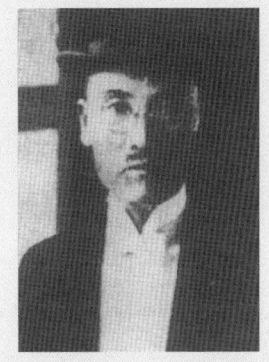

한성치과의사회 초대회장
함석태

었고, 안종서가 총무로 선임되었다. 친목을 도모하고 치의학 지식을 나누고자 설립된 한성치과의사회는 시간이 지나면서 회원이 증가하였고, 회의 체계도 확립되었다. 이후에는 친목뿐만 아니라 한국인 후진 양성, 학술연구, 구강위생계몽, 무료검진, 회원복리를 위해 활동하였다.

2
경성치과의학전문학교

제1차 세계대전을 치르는 동안 미국은 무기와 군수품을 판매하면서 경제가 급속히 성장하였다. 하지만 늘어난 생산량에 비해 소비가 충분히 이루어지지 않으면서 재고가 늘어나게 되었으며, 결국 1929년 10월 24일 뉴욕 증권거래소의 주가가 폭락하면서 대공황이 시작되었다. 미국에서 시작된 대공황은 세계 여러 나라로 확산하였고, 각국은 대공황을 타개하기 위한 방안을 마련해야만 하였다. 독일과 이탈리아는 전체주의를 내세우며 군비확장과 침략전쟁으로 대공황에서 벗어나고자 하였고, 일본 역시 사태를 벗어나고자 1931년 만주사변과 1937년 중·일전쟁을 일으켰다. 침략전쟁이 확대되면서 1939년 제2차 세계대전이 발발하였고, 일본은 침략전쟁을 이어나가 1941년 하와이 진주만에 있던 미태평양 함대를 공습하면서 태평양전쟁을 일으켰다. 하지만 미국의 원자폭탄 투하와 소련의 참전으로 일본이 항복하면서 제2차 세계대전이 종결되었다.

이와 같은 혼란한 국제 정세 속에서도 1929년 경성치과의학전문학교가 개교하여 1945년 제17회 졸업식까지 총 1,459명의 졸업생을 배출하였다. 경성치과의학전문학교는 교수진, 교과목, 시설을 정비하여 교육을 발전시켜 나갔으며, 경성치과의학회, 조선치과의학회 등 전문학회는 학술지를 발간하고 학술대회를 개최하여 치의학 발전에 기여하였다. 하지만 일본이 중·일전쟁을 일으키면서 전쟁에 필요한 인력을 강제로 징병하고, 일본과 조선이 하나라는 '내선일체'와 일본인과 조선인이 같은 조상에서 나왔다는

'일선동조론'을 주장하며 황국신민화 정책을 강화하면서 황국신민 서사 암송, 신사참배, 우리말 사용 금지, 창씨개명 등을 강요하였다. 이러한 민족말살정책은 경성치과의학전문학교에도 많은 영향을 미쳤다.

1928년 10월 2일 재단법인으로 인가받은 경성치과의학교는 1929년 1월 25일 조선총독부로부터 4년제 교육기관으로 인가받으며 경성치과의학전문학교로 승격하였고, 같은 해 4월 15일에 개교하였다. 경성치과의학교 전체를 경성치과의학전문학교로 전환한 것이 아니라 기존의 경성치과의학교를 유지하면서 경성치과의학전문학교를 병설한 것이었다. 입학정원이 100명으로 늘어났고, 경성치과의학교 학생 중 경성치과의학전문학교에 입학하길 원하는 학생은 편입시험을 치르고 입학할 수 있도록 하였다. 전문학교로 전환되었지만 교직원과 학교시설 대부분은 그대로 승계되었다. 1930년대 경성치과의학전문학교는 교수진과 시설 모두 우수하여 입학하고자 하는 학생이 늘어나면서 경쟁률이 높아졌고, 결국 한국인보다 일본인 학생이 더 많이 입학하였으며, 소수의 대만인이 입학하기도 하였다. 1931년 3월 13일에는 문부성 지정학교로 인가되어 졸업생이 무시험으로 일본과 만주에 개원할 수 있게 되었는데, 이는 경성치과의학전문학교가 교육기관으로서 부족함이 없음을 의미한다.

1930년 3월 25일 총 39명의 경성치과의학전문학교 제1회 졸업생이 배출되면서 국내에서 최초로 치의학사가 나오게 되었다. 제1회 졸업생 39명 중 한국인은 17명, 일본인은 22명이었다. 1934년 7월 10일에는 남녀공학제가 폐지되었는데, 여학생의 입학을 불허하는 것이 일본 문부성의 지정학교로 인정받기 위한 요건이었기 때문이었다. 1945년 제17회까지 총

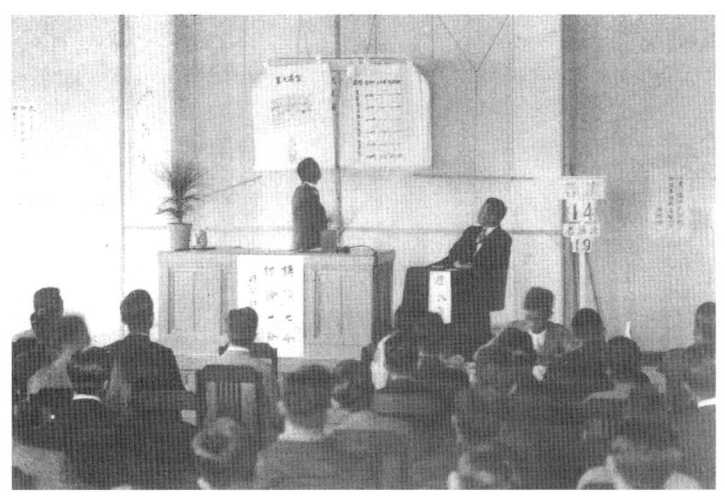

학술발표회(1930년대)

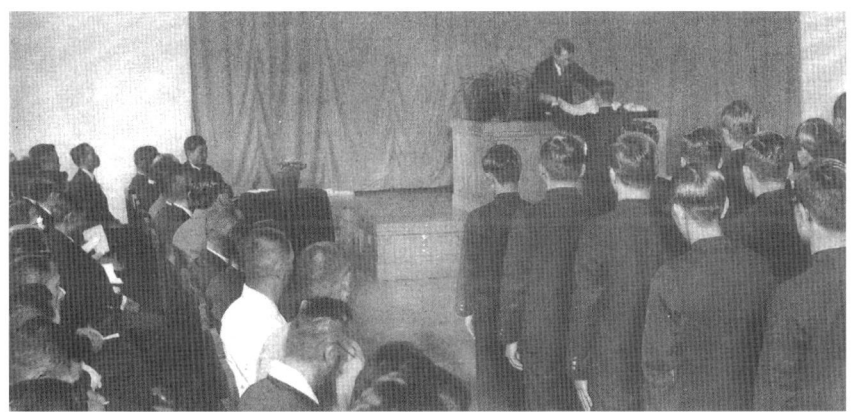

졸업증서 수여식

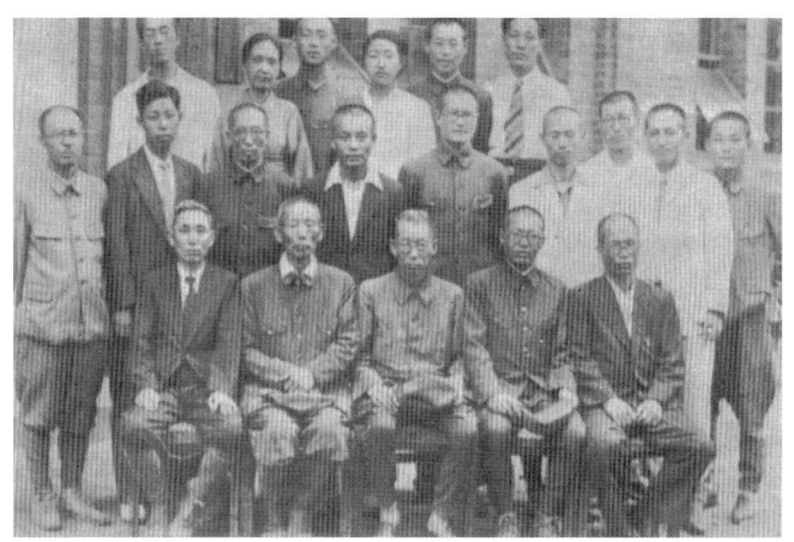

태평양전쟁이 끝난 다음날 교정에 모인
경성치과의학전문학교 교수 및 학생들(1945년 8월 16일)

1,459명의 졸업생을 배출하였으며, 이중 한국인은 452명이었다. 졸업생 중 한국인이 차지하는 비율이 낮은 이유는 한국인 차별정책에 영향을 받았기 때문이다. 졸업생 중 일부는 모교 또는 종합병원에 남거나, 외국 치과대학으로 수학하는 경우도 있었다. 박명진 박사는 모교에 남아 해방 후 서울대학교 치과대학 초대학장을 역임하였고, 이유경 선생은 미국 노스웨스턴 치과대학에서 수학한 후 1945년 서울대학교 치과대학 교수로 부임하였으며, 정보라 선생은 미국 피츠버그 치과대학에서 수학하였다.

경성치과의학전문학교에서 이루어진 치의학교육은 독일 치의학의 영향을 받은 일본의 치의학교육과 큰 차이가 없었다. 학생들은 기초 치의학, 임상 치의학, 기초 의학, 일반 과학뿐만 아니라 일본어, 독일어, 교련 등의 교과목을 수강하였다. 치과의사 면허를 얻기 위해 별도의 국가시험을 치르지 않아도 되었는데, 대신 1학년에서 2학년으로 또는 2학년에서 3학년으로 진급할 때 치르는 1부 시험과 4학년 졸업 전에 치르는 2부 시험을 통과해야만 했다. 1부 시험의 시험과목은 해부학, 생리학, 병리학, 약리학이었고, 2부 시험의 시험과목은 보철학, 구강외과학, 보존학이었다. 또한 4학년은 임상실습에서 다양하고 많은 임상 케이스를 취득해야 했다.

1932년 10월 30일 경성치과의학전문학교는 경성치과의학회를 설립하였다. 경성치과의학회는 경성제국대학 치과학교실의 이꾸다 싱호(生田信保) 교수를 중심으로 한 조선치과의학회(1919년 창립)와 경쟁하면서 학술대회를 개최하고 학회지를 발간하여 치의학 발전에 기여하였다.

1930년대 만주사변과 중·일 전쟁의 전시 상황은 일제의 강압이 더욱 심해지는 계기가 되었으며 경성치과의학전문학교에도 많은 영향을 미쳤다. 전쟁이 확대되면서 병력이 부족하게 되자 일제는 한국 청년들을 강제 징용하였다. 의학, 치의학, 약학, 공학 등의 이공계 학생에게 징병 소집이 면제되는 특혜가 주어져 당시 많은 학생이 이공계에 몰리는 현상이 나타났으며, 경성치과의학전문학교에도 많은 학생이 지원하였다. 평소에는 400~500명의 학생이 지원하였는데 1943년에는 1,000여 명, 1944년에는 2,700여 명의 학생이 지원하였다. 급격하게 많은 수의 지원자가 몰리면서 입학시험을 치를 수 있는 장소가 부족하여 남대문소학교와 용산중학교를 빌려 사용하였고, 해당 학교 선생들의 도움을 받아 시험을 치를 수 있었다. 전문학교 학생들을 대상으로 한 징병제도의 혜택은 1944년 폐지되었고, 따라서 학생들은 징병을 피해 숨거나 군에 입대할 수밖에 없었다. 이러한 변화에 경성치과의학전문학교도 영향을 받아 결석하는 학생들이 늘어났고, 교직원도 군에 소집되면서 휴강하는 날도 많아졌다. 1945년 8월 15일 일제의 무조건 항복 선언으로 한반도는 일제로부터 해방되었고, 나기라 다쓰미를 포함한 경성치과의학전문학교의 일본인 교수는 본국으로 돌아가게 되었다.

3 해방후 경성치과대학

해방후 국내외 정세

1945년 일본으로부터의 해방은 온전한 것이 아니었다. 북위 38도선을 기준으로 미국과 소련이 한반도를 분할 점령해 버렸고 점령 후 정책은 두 국가의 세력 및 주도권에 초점이 맞춰져 있었다. 제2차 세계대전 종결과 함께 세력권 분할을 위한 협상에 이미 돌입해 있었기 때문에 당연한 결과일지도 모른다.

1945년 스탈린은 이렇게 말했다.

"이 전쟁은 과거와는 다르다. 누구든 어떤 영토를 점령하면 그곳에 자신의 사회 체제를 심는다. 누구든 자기의 군대가 미치는 곳까지 자신의 고유한 체제를 이식하고 있다."

즉, 미국과 소련 모두 점령지에 자신들의 체제를 이식하면서 자국에게 우호적인 정권을 수립하려고 애썼고 당연히 한반도의 상황도 예외는 아니었다.

그렇다면 당시 한반도 사회와 치의학계는 어떠했을까? 해방직후 조선은 일제의 탄압에서 벗어나긴 했지만 자력으로 쟁취한 결과물이 아니었기 때문에 이 시기에 많은 사회적·제도적 문제들이 표면화되었다. 명목상의 해방은 즉각적인 안정기를 가져와주지 못했고 그로 인해 사회적 혼란이 가중되었다. 그럼에도 불구하고 당시의 혼돈과 불안정한 사회는 동시에 자주적이고 창조적인 계획과 시도를 바탕으로 도약할 수 있는 시기이기도 했다.

이와 같은 국제 냉전과 이데올로기의 대립은 민족의 분단이라는 아픔과 더불어 한국 치과 및 의료계에도 중대한 영향을 미쳤다. 남한에는 민주주의적이고 자본주의적 성장기반이 구축되었고 북한에는 사회주의적이고 공산주의적 체제를 토대로 서로 다른 의료체계를 형성해 나갔다.

경성치과대학 개교

1945년 8월 15일 광복을 맞이하던 날 한국인 교직원과 학생들은 해방의 기쁨을 만끽하였으나, 일본인 교수들과 일본 학생들은 모였다가 하나씩 슬그머니 자리를 떴다. 미군정 하에서 경성치과의학전문학교(경성치전)의 인수 문제를 맡았던 미군 치과 군의관은 슐츠 대령, 매튜 소령, 반스 대위였으나, 광복후 조선 사정에 밝지 않았던 미군정은 유학 출신 조선인들의 도움을 받을 수밖에 없었다. 하지장군은 유학 출신 조선인들을 조선호텔에 불러모았고 세브란스 출신의 이용설이 보건후생부장, 정보라는 보사부 행정고문으로 발탁된다.

이어 9월 중순 일본인으로부터 한국인측에게 학교를 인계하기 위해 당국의 위촉을 받은 미군치과군의관 일행과 선발된 유학 출신 조선인들이 학교를 방문하였다. 사실 경성치전은 적산이었기 때문에, 정보라는 미군정 치과 군의관 슐츠대령에게 위임받은 권한으로 인계에 적극적으로 개입하였다. 교장 나기라는 이미 학교 재정을 교직원 퇴직금으로 처리하고, 박명진을 다음 경성치전 교장으로 임명 후 자신의 사택을 그에게 맡겨놓은 상태였다. 미군정이 경성치전을 접수함에 따라 11월 중순 나기라 교장과 경성치전 관련 일본인들은 모두 귀국한다. 슐츠대령은 학교 인계에 적극적이었던 정보라에게 학장직을 권했지만, 주변의 반발이 컸던 탓에 어쩔 수 없이 매튜대위를 학장서리로 하여 1945년 11월 1일 한국인으로만 구성된 '경성치과대학'이 개교하게 되었다. 경성치전 당시 나기라가 사용하던 사택은 월남한 교직원들의 기숙사로 쓰도록 하였다.

그 즈음 부속병원의 개원식도 함께 이루어졌다. 당시 학생수는 20~40명 내외였고, 오랜 기간 일본어로만 강의를 들어왔기에 우리말 강의가 상대적으로 서툴고 문제가 많았다. 많은 의학용어를 우리말로 옮기기조차 힘들었을 뿐만 아니라, 우리나라 사람으로 구성된 교수진으로 전 학년의 강의와 실습 등을 현실적으로 수행함에 있어 어려움이 많았지만 점차 질서를 잡아가고 있었다.

해방 이후 한국의 치의학 관련 최초의 종합잡지였던 『조선치계』는 이덕현, 황영기가 운영비를 조달하고 최효봉이 취재와 편집을 담당하여 창간되었고 2호부터 타블로이드 신문 형태로 발행하였다. 정보라, 이유경, 이춘근, 박명진, 안종서, 원제신, 문기옥, 정윤옥, 박용덕, 김문기 등 당시 한국 치의학의 개척자들이 집필자로 참여하였다. 당시 학생회장 윤철수는 "신치과의학 건설을 위한 투쟁"이라는 제목으로 글을 게재하였다.

제10호(1948. 6. 10)부터 조선치과의사회의 공식 기관지로 바뀌면서 12호까지 나온 『조선치계』는 이후 제호를 『구강과회보』로 바꾸어 13호부터 15호까지 발간함으로써 한국인 치과의사들의 정보공유 및 의사소통에 크게 기여하였다.

읽을거리

『조선치계』[1] 창간사

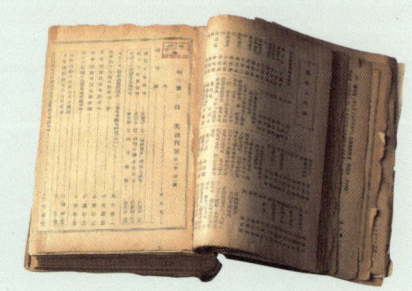

『조선치계』

8·15를 기하여 해방된 조선에 새 세기적 환희의 첫 봄이 왔다. 봄은 건설의 상징이다. 과거에 있어서 일정하에 건실한 발달을 이루지 못한 조선치과계는 바야흐로 건설기에 돌입하였다. 건설의욕에 불타오르는 치과의인과 치과상인의 품속에서 『조선치계』는 탄생한다. 오늘날 우리 치과계를 우리 손으로 재편하여 운영한다는 현실성은 조선치과사에 대서특필할 감격적 경사가 아닐 수 없다.

치과의인은 후생부문에 있어서 치과의학의 중요성을 재인식하고, 그 학리를 구명하고, 추구하고, 파악함으로써 씩씩한 조선인민의 보건을 확수 할 뿐만 아니라, 나아가서는 세계적 치과의학 수준에의 향상도달을 도모하고 있으며, 치과상인은 치과기재의 국산촉성, 외국치재의 원활한 수입계획 등 치과의학 향상에 관련된 중대임무를 완수함으로써 조선치과상공계의 정상 발달을 기도하고 있다.

다만 조선치과계가 북조선의 치과인을 망라하지 못하고 일방적으로 구성된 유감을 지적하지 않을 수 없으나, 이것은 모든 조선인민이 통탄하는 38선에 기인한 과도적 현상으로, 급속히 소기의 목적을 달성할 수 없는 형편이다.

---

1 『조선치계』는 이후 『구강과회보』, 『대한치과의사회보』, 『대한치의보』, 『대한치협신문』, 『대한치협회보』, 『치과월보』, 『치의신보』로 제호 및 간별 변경을 거치며 발전해왔다.

치과인의 언론의 벗인 『조선치계』는 조선치과계를 위하여 싸우는 선봉대가 되고, 소기의 과업수행을 추친하는 돌격대가 되고, 태양이 되고, 등불이 되고, 기념탑이 되고자 전진한다. 치과언론지의 사명은 지대하다. 열과 성을 무기 삼고, 전심전력하여 언론 본래의 사명을 발휘하려고 창간에 임하여 소감의 일단을 피로함으로써 모든 선생의 지도와 지원을 삼가 요망한다.

4

국립 서울대학교 출범

국립 서울대학교의 출범과정을 정리해보면 다음과 같다. 1946년 7월 13일 '국립 서울종합대학안'의 공식 발표 후, 조선교육심의회에서는 현대적 국립대학을 건립하기 위해 국내 사립 및 관·공립의 전문학교를 통합하여 국립 서울대학교를 만들 구상이었다. 국립 서울대학교 설치안(국대안) 파동의 큰 혼란을 겪었지만 1946년 8월 22일에 '국립 서울대학교 설립에 관한 법령'이 공포되고 서울대학교는 공식적으로 설립되었다. 이처럼 최초의 국립대인 서울대학교는 사립전문학교를 통합하여 일종의 전문종합대학을 목표로 시작되었다. 하지만 국대안 파동이 심각해지자 미군정 측에서도 적절한 타협점을 찾기 시작했다. 이러한 국대안 파동의 결과로 1947년 2월 러취(Archer L. Lerch) 미군정장관은 이사회를 조선인만으로 구성하고 행정당국자가 관여할 수 없도록 하는 개정안을 함께 제시하자, 동맹휴학 중이던 학생들의 다수는 입장을 바꾸어 등교하기로 한다. 같은 해 5월 6일 서울대학교설치령의 일부가 개정되면서 9명의 조선인으로만 구성된 새로운 이사회가 등장하게 된다. 다음 달 13일에는 이사회가 휴학으로 제적된 학생들의 복교를 허용함으로써 국대안 파동은 잠정적으로 일단락된다. 이후 총장과 관련된 문제도 해결되면서 제2대 이춘호(李春昊) 총장이 선임되었다. 어떻게 보면 서울대학교의 탄생에는 많은 비화가 숨어있는 셈이다.

국립 서울대학교에 통합된 전문학교는 경성대학(구 경성제국대학시절 법문학부, 의학부, 이공학부가 있었음)과 서울과 인근의 전문학교였다. 당시 서울대학교에 통합된 전문학교는 대부분 관·공립이었으나 유일하게 경성치과의학전문학교는 사립대학이었다. 구체적으로는 문리과대학(경성대학 문학부+이학부), 법과대학(경성대학 법학부+경성법학전문학교), 사범대학(경성사범학교), 의과대학(경성대학 의학부+경성의학전문학교), 상과대학(경성고등상업학교), 공과대학(경성대학 공학부+경성광산전문+경성고등공업학교), 치과대학(경성치과의학전문학교), 농과대학(수원농림전문), 예술대학(신설됨. 음악부, 미술부)의 총 9개 단과대학으로 최초 구성되었다.

국립 서울대학교 설치안 파동

8·15 광복으로 한국 고등교육의 주권이 다시 조선으로 돌아올 수 있게 되었고 해방 후 남아 있던 군국주의 교육정책을 청산하고 새로운 교육이 필요하다는 여론이 한반도 내부에 조성되었다. 광복 후 미군정은 기존 전문대학을 대학교로 승격시키고 관공립 대학을 통합하여 종합대학교를 설립하는 정책을 실시하였다. 가장 첫 시도는 1945년 12월 학무국의 미국인 장교에 의해 경성대학을 확장하여 종합대학교로 만들려는 계획이 있었으나 실제로 시행되지는 못했다. 1946년 4월 문교부는 다시 경성대학교 의학부와 경성의학전문학교의 통합을 지시했고 같은 해 7월 13일에는 경성대학과 9개 관립 전문학교 및 사립 경성치과의학전문학교를 일괄 통합해 종합대학교를 설립한다는「국립 서울대학교 설립안(국대안)」을 발표했다.

이것은 1946년 7월 13일 미군정의 문교부장 유억겸, 차장 오천석에 의해 공식적으로 발표되었다. 약 1개월 후인 8월 22일 「국립 서울대학교 설립에 관한 법령」(군정법령 제102호)이 공포되어 법적 효력이 발생되었다. 경성대학의 3개 학부와 9개 관립전문학교를 통폐합하여 종합대학을 설립하면 국가재정을 효과적으로 활용할 수 있다는 의견이 반영되었다.

경성치과대학도 '사립경성치과대학'으로 승격되기 위해서는 50일 이내에 최소 5,500만 원의 예산을 마련해야했다. 당시 재정난에 시달리던 경성치과의학전문학교 이사회는 관립학교가 되어야 문교부 예산지원을 30배 늘릴 수 있다고 판단하고 문교부 장관을 만나 국립 서울대학교에 합병 신청을 제출하게 된 것이다.

한편, 당시 문교부는 종합대학교설립에 따른 기존 건물 및 교수와 전문기술자의 활용, 종합대학이 제공하는 문화적 혜택과 대학원과정을 통한 후학 양성을 제안했지만 학생 및 교직원의 격렬한 반대의견에 부딪혔다. 구체적으로 관선 이사회의 전권 부여로 인한 학원 자치와 학문의 자유가 침해되거나 이공계 고등교육 경시풍조 그리고 경비절감에 대한 불확실성 등이 주요 쟁점이었다. 더불어 친일 교수들을 배제해야 한다는 쟁점도 있었다.

1946년 7월 13일 공식적인 국대안 발표가 있자 여론이 분분한 가운데 국내 고등교육기관의 일부 교직원과 학생들은 맹렬한 반대운동을 펴기 시작했고 7월 31일 조선교육자협회와 전문대학교수단연합회가 공동으로 전국교육자대회를 열고 국대안 철회를 요청하기까지 이른다. 이어서 통합대상인 전문학교의 일부 교수나 학생들도 반대 운동에 가담하게 되고 반대운동 대표자들은 러취 군정장관을 면담하고 국대안 철회를 요구하였다. 국립대학안이 고등교육기관의 축소를 초래할 수 있고 총장 및 행정담당인사를 미국인으로 임명한 것은 운영의 자치권을 박탈하는 것이며 결과적으로 학교의 고유성을 훼손할 수 있다는 것이었다.

1946년 8월 22일 「국립서울대학교 설립에 관한 법령」(군정법령 102호)의 공포로 서울대학교가 설립되었다. 구 경성대학 총장이었던 해리 엔스테드(Harry B. Ansted) 해군대위가 초대 총장으로 취임하였다. 강행된 국대안에 대한 반대행동이 본격화된 것은 다음 달 9월 해당 대학교들 8,200명 중 3,000명 정도의 학생들이 등록을 거부하고 제1차 동맹휴학에 들어가면서부터 친일교수 배제, 집회 허가제 폐지, 경찰의 학원간섭 중단, 국립대 행정권 일체를 조선인에게 귀속할 것, 미국인 총장을 한국인으로 교체할 것을 요구하며 반대운동을 이어 나갔다. 시간이 지나자 국대안 반대운동은 학원 문제를 넘어 정치적 이슈로 확장되어 번져 나갔다.

국대안 반대 파동은 점차 심각해졌고, 1947년 2월에는 전국 400개 대학과 초등학교까지 참여하게 된다. 이에 대해 미군정은 좌익의 선동 결과라고 책임을 미루었다. 그해 5월 제2차 미소공동위원회가 결렬되고 문교부장관과 서울대학교 이사회 9명이 보다 민족적인 성향의 사람들로 새롭게 구성되었다. 그럼에도 불구하고, 7월 학생들의 시험거부가 발생하고, 이에 대한 서울대학교의 처분은 주동 학생들의 퇴학 처분이었다. 하지만 9월 학기부터 다시 수업이 시작되고 10월 한국인 총장이 선임되면서 국대안 파동이 점차 잦아들었다.

경성치과대학도 동창회와 학생회 측의 찬반의견이 첨예하게 나누어 졌다. 당시 박명진 치과대학장은 서울대학교 단대 학장 중 국립 서울대학교 합병을 가장 적극적으로 지지하는 입장이었다. 미군정의 자원을 이용해 종합대학에서 치의학 교육의 발전을 도모하려는 계획이었지만 동창회원 30여 명의 극렬한 반대운동과 반대성명 발표로 대립이 지속되었다. 하지만, 경영난을 극복하고 사립학교 재단을 유지할 구체적 방안이 없는 상황에서 국립 서울대학교 편입을 지지하는 편이 점차 우세해졌다.

국립 서울대학교 치과대학으로 편입

국대안 파동은 해방 후 최대 학원 파동이었는데 서울대학교안이 발표되자 정보라 교수는 재정상의 이유를 언급하여 문교부장관에게 병합을 제안하였다. 이에 안종서, 박명진, 이유경 등으로 구성된 재단의 결의로 경성치과대학의 국립대 편입을 최종 성사시켰다. 정보라 교수는 다음과 같이 당시의 사정을 기록하였다.

> 나는 학교를 재단의 결정으로써 신설될 서울대학교에 병합키로 결정하고 문교부장관을 방문하여 한국에 단 하나밖에 없는 치과대학을 운영하는데 어려움이 있음을 설명하고 서울대학교가 치과대학을 병합하여 주도록 요청했다. 문교부 장관은 이러한 제안에 동의하고 속히 신청서를 제출토록 권유했다.

이 시기에 주목할 만한 점은 국립서울대학교로 편입되면서 여학생도 치과대학에 입학할 수 있게 된 점이다. 결국 1946년 8월 22일 서울대학교 치과대학으로 편입되었고 초대학장은 박명진 교수가 임명되었다.

당시 경성치과대학 교수진을 중심으로 미국 치의학을 도입하여 치의학문을 선진국 수준으로 발전시켜야 한다는 의견이 지배적이었다. 박명진 학장은 "우리 근역에 서양의학의 뿌리를 박은 지는 그다지 오래라고 할 수 없으나 비교적 급속도로 진보발전하여 선진국 수준에 육박하고 있다. 그러나 아직도 모방시기를 해탈하지 못하였을 뿐만 아니라 …(중략)… 우리 치과의학 부문에 있어서는 출판, 연구, 제조공업 등 제방면의 기관을 창설하지 아니하면 안될 실정이나 기초가 너무도 미약하다"고 진단하였다. 이에 선진국 치의학의 교육과정을 받아들여 개발 단계상의 오류를 줄이고 장차 자주적이고 전문적 소양을 갖춘 치의학도 양성을 교육의 목표로 제시하였다.

국립 서울대학교 치과대학 제1회 졸업

국대안 파동 이후 치과대학은 국립 서울대학교의 소속 단과대학이 되었고 이는 한국의 치과의학 교육기관 발전에 실질적인 성과를 보여주었다. 그 결과 1947년에 드디어 자랑스러운 제1회 졸업생을 배출하였고 이듬해 1948년에는 대한민국정부수립과 함께 제2회 졸업식을 거행하게 된다. 당시의 한국 치과계의 여러 사정이나 학문적인 위상은 교수진이나 시설 그리고 연구의 축적정도를 기준으로 다른 학문분야와 비교할 때 단연 우수한 수준이었다.

1947년 7월 11일 서울대학교 제1회 졸업식이 개최되었고 졸업생 수는

37명이었다. 그 시절 대부분의 교수들은 개인병원을 운영하고 있었으나 박명진 학장은 전적으로 학교행정에 집중하면서 대학 발전을 위해 헌신하였다. 사실 초기에는 여러가지 미흡한 점도 있었다. 교수진은 23명이고 부속병원의 진료과목도 3개 부서에 불과했다. 기초의학의 경우도 과목을 담당하는 전임교수들이 각각 1명씩 밖에 없었다. 당시 교수들의 연구논문을 살펴보면 보존학, 구강외과학 및 보철학 분야의 증례보고가 대부분을 차지하고 원저는 드물었다. 현실적으로 연구기자재 및 연구비 등에 많은 어려움 때문이었지만 이처럼 열악한 여건 속에서도 교수들의 연구는 꾸준히 진행되었다.

당시 열악한 교육환경 속에서 1943년 바늘구멍으로 경성치전에 입학했던 31명은 해방 후 반탁과 찬탁의 대립, 국대안 파동을 겪는 과정에서 일부 퇴학생들은 월북했으며 남은 학생들은 학제 변동으로 졸업이 1년 미뤄졌다. 1947년 봄, 졸업생과 교수들이 동숭동 경성제대 현관 앞에서 경성치대 제1회 졸업사진을 찍었다. 이 사진에 박명진 학장, 이유경, 정보라, 김문조, 이영옥, 김관용, 이춘근 등 당시 치과대학의 교수진이 보이며 학생들의 자태에서는 당당함과 기백이 충만해 보인다.

서울대학교 치과대학 터

경성치과대학이 국립서울대학교에 편입됨에 따라 기존의 소공동을 버리고 현재의 연건 캠퍼스가 자리하고 있는 이화동으로 옮겨가게 된다. 치과대학

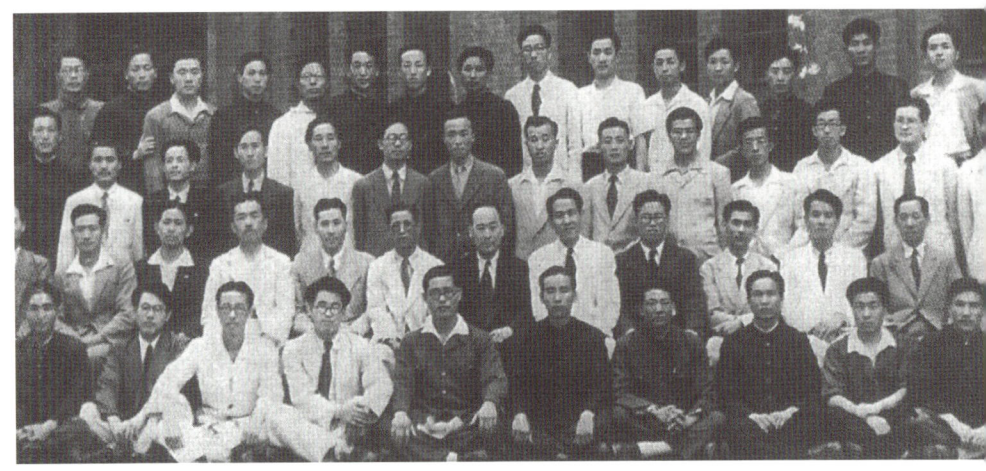

국립 서울대학교 치과대학 제1회 졸업 기념사진

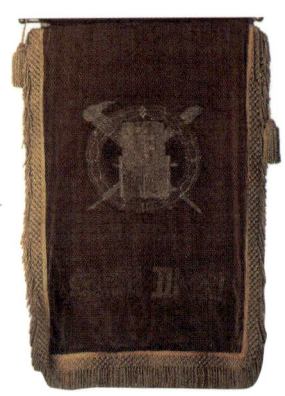

치과대학교 기

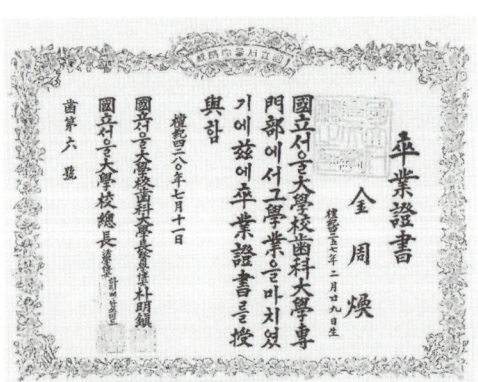

치과대학 졸업증서

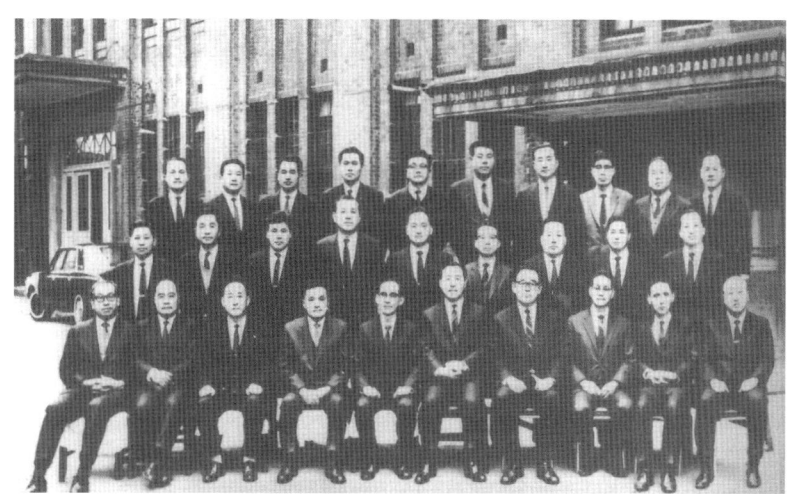

소공동을 떠나기 전 치과대학 교수들이 모여 찍은 기념사진

소공동 건물은 1928년 9월 29일부터 1969년 12월 31일까지 한국치의학의 산실이었다. 대지 662평, 건평 1,600평, 지상 4층 지하 1층으로 지어졌다.

1960년대 말까지 소공동은 외래문화와 자본이 모이고 흩어지는 서울의 중심 번화가였다. 교문 옆 상가의 최고급 맞춤 양복점들과 앙드레김 패션이 유행을 선도하는 호황을 누렸다. 찻집들은 국회의원들과 외국 대사관 직원들, 은행원들이 드나드는 상업활동의 중심지였다. 하지만 1960~1970년대 후반 경제시책으로 화폐개혁과 경제개발이 착수되면서 소공동과 명동은 도심부 재개발 사업의 첫 대상이 되었다.

서울대학교 치과대학은 '서울대학교 종합화 계획'에 의거해 1969년 12월 6일 한국은행에 교사를 매도했다. 그리고 12월 28일 소공동 교사를

경성치과의학교

6·25때 폭격으로
지붕이 파괴되어
내부가 보이는
한국은행

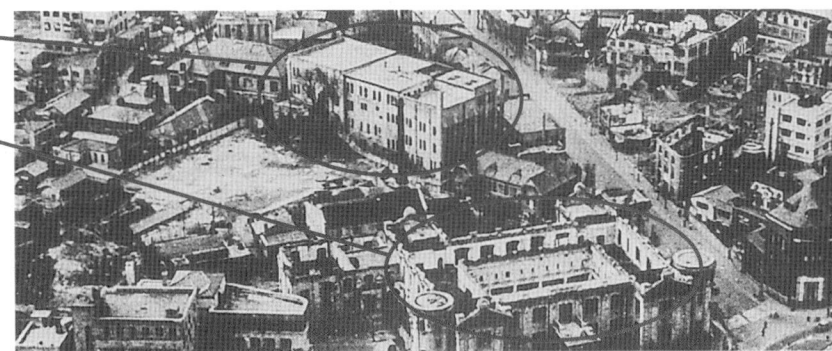

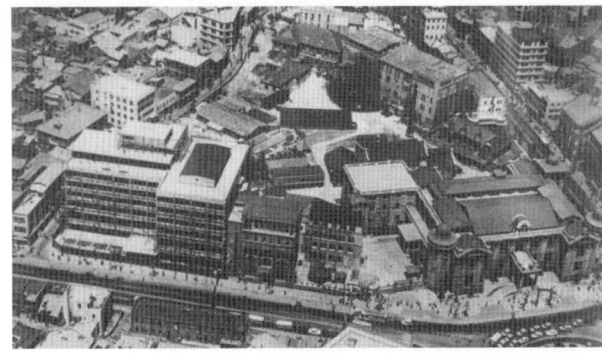

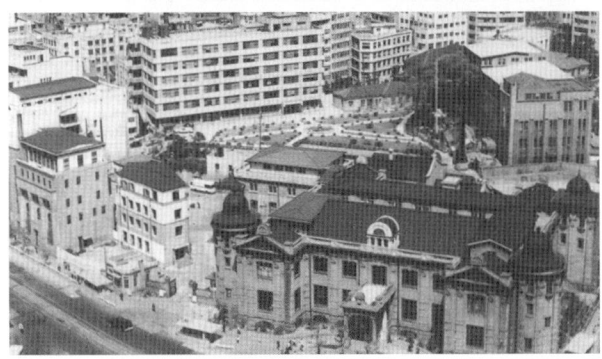

소공동 당시 경성치과대학(한국은행 뒤)

떠나 연건캠퍼스로 이전하였다. 서울대학교 치과대학 소공동 교사는 한국은행 별관으로 쓰이다 1981년에 철거되었다.

    1966년 치과대학 연건동 부지로 서쪽 기관실 앞이 선정되었다. 바로 총독부 외래시료 진료소와 경성의학전문학교 강당이 있던 자리로 마침 비어 있었다. 그 이유로 1926년 경성제국대학 의학부는 총독부의원 동쪽에 세워지고 경성의학전문학교는 이화동 네거리로 옮겨가면서 교사의 기능을 상실했다. 이후 경성제대 의학부 외래시료 진료소와 병실, 서울대학교 의과대학병원 부속시설로 사용되다가 1960년대 중반 철거된 것으로 추측된다.

    만 2년이 넘게 걸려 연건동에 대지 2,600평, 7층, 건물 3,667평의 서울대학교 치과대학 새 교사가 완공되었다. 1970년 1월 7일 치과대학부속병원 개원식을 했다.

읽을거리

서울대학교 치과대학 초대 학장 박명진

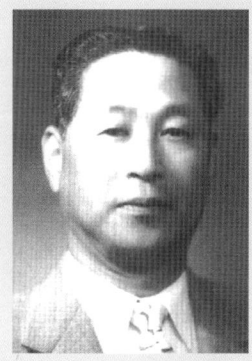

박명진 초대학장
(1903~1957)

1928년에 경성치과의학교를 졸업하고 치과의사면허(제180호)를 취득한 후, 1929년 경성치과의학교가 경성치과의학전문학교로 승격된 후 4학년으로 다시 편입하여 1930년 4월 26일 경성치과의학전문학교를 제1회로 졸업하였다. 1938년에 한성치과의사회 회장을 맡으며, 일본으로 건너가 1943년 11월 12일 일본 교토제대에서 의학박사학위를 취득하였다.

1946년에 서울대학교 치과대학 초대 학장이 되었으며, 같은 해 조선치과의사회 회장, 1947년에 조선치과의학회 회장으로 활동하는 등 해방 이후 한국 치의학의 발전에 지대한 공헌을 하였다.

서울대치대는 1922년 경성치과의학교로 시작하여 경성치과의학전문학교로 이어졌고, 경성치과대학으로 변화되었다. 이후 국립 서울대학교 치과대학으로 연결되었다. 이런 변화는 그냥 순조롭게 이루어진 것이 아니라 그 사이에 1945년 일제강점기에서 해방 및 1950년에서 1953년까지 일어난 한국전쟁을 포함하는 큰 역사적 사건들을 포함하고 있으며, 이 시기의 행정, 시설, 인적 자원과 관련한 교육과 연구의 어려움은 현재의 편안한 삶과 안정된 시스템에서는 상상할 수 없을 것이다. 우리 사회가 안정되기 시작했다고 보여지는 1960년대 이후로는 대학의 구성원과 동문들이 힘을 합쳐 우리 대학을 비약적으로 발전시켜왔지만, 그 이전에는 치과대학 구성원의 노력으로는 어찌할 수 없는 큰 사건들이 있는 시기였다. 일제 치하에서 광복 및 한국전쟁 등 어려움을 많이 겪으면서도 교수와 동문들의 각고의 노력으로 교육과 연구활동을 이어가며 우리 사회에 큰 기여를 해왔다.

박명진 교수는 1937년 경성치과의학전문학교의 교수가 되었다. 그는 약리학을 전공하여 경성제국대학에서 약리학으로 박사학위를 받았으나 치과보철학을 전공하기도 한 임상의였다. 1928년 경성치과의학교를 졸업하고 다시 경성치과의학전문학교에 편입하여 수학 후 1930년 경성치과의학전문학교를 졸업한데서 알 수 있듯이 박명진 교수는 현실에 만족하지 않고, 학문 탐구를 위해 지속적 노력을 한 분이었다. 경성치과의학전문학교에서의 교육과 연구에 중심적인 역할을 한 것은 일본 패망 후 경성치과의학전문학교의 교장이 박명진 교수에게 학장을 지명하고 간 것으로 짐작할 수 있다.

그는 일제 강점기가 끝난 직후 미군정 하에서 우리 대학의 존립과 발전에 큰 역할을 하였다. 경성치과의학전문학교가 자연스럽게 서울대학교로 이어진 것이 아니다. 경성치과의학전문학교가 경성치과대학으로 개편되었는데, 이때 박명진 학장이 큰 역할을 하였고, 초대학장이 되었다. 미 군정하에서 서울대학교가 시작되었는데, 이때 국대안 파동이라고 알려져 있는 혼란스러운 일을 겪을 시기에 서울대학교에 편입하는데 큰 역할을 하여 우리 학교가 현재의 위치에 오르도록 기초를 마련하였다. 서울대학교가 설립된 다음에는 치과대학내로 활동을 국한하지 않고, 서울대학교 평의원회, 서울대학교대학위원으로 활약하여 학교 발전에 크게 기여하였다. 한국전쟁 시기 부산 피난 생활동안 학업이 계속되도록 하였고, 신입생 선발부터 졸업식까지 학사일정을 계속해 나갔다. 또한 부산에 치과대학 부속 병원도 설립하여 교육과 진료가 이어지게 하였다. 서울로 올라와 학교의 안정을 찾게 했음을 물론이거니와 이후 교수들을 적극적으로 미국 등 선진국에 시찰과 유학을 보냈고, 부속병원 병원장도 역임하며 이후 우리 대학이 눈부신 발전을 하는데 밑거름이 되었다.

박명진 학장은 일제치하에서 대한치과의사협회의 기원이 된 한성치과의사회의 회장도 역임하며 여러 가지 대표되는 일들을 하였다. 광복 후에는 조선치과의사회와 한성치과의사회의 설립에 크게 관여하였다. 그는 치과의학회를 만들어 연구논문을 계속 출판하며 연구를 발전시켜야 한다는 선진적인 생각을 가지고 있었다. 연구의 중요성을 파악하고 있었던 것인데, 이것은 일제치하에서도 연구활동을 열심히 수행해온 그의 이력을 살펴보면 이해가 된다. 박명진 학장이 치과의사회 및 치과의사의 학문 발전에 관한 생각은 1954년 '대한치과의학회지' 창간호의 권두사에 잘 나타나 있다. 이 글에서 치과의학이 19세기 말에 도입된 것과 우리나라에서 우리 대학에 의해 본격적인 치의학의 교육과 연구가 시작되었음을 언급하며 연구의 중요성과 학회지의 중요성에 대해 역설하였다. 학교가 시작된 지 100년이 되는 오늘날 우리 대학이 펴내는 세계적인 논문은 연간 수백 편에 이르는데, 이 시작이 박명진 학장의 노력이라고 하여도 무리는 아닐 것이다.

가족 등 주변 사람들에 따르면 그는 늘 학교를 생각하며 일에 몰두하였고, 공과 사를 엄격히 구분했다고 한다. 학교에서는 엄격하게 업무를 수행하였지만 가정에서는 자상하게 가족들에게 대했다고 가족들이 증언한다. 자녀들 중 서울대학교 동문이 3명이나 되는데, 약학대학을 2명이 졸업하였고, 막내는 서울대학교 치과대학을 진학한 14회 동문이다.

어려운 시기에 지도력을 발휘하여 우리 대학을 발전시킨 박명진 학장의 공로는 지대하며 후배들이 모두 존경할만 하다. 그의 정신은 1946년 조선치계에 실은 글에서 잘 읽을 수 있다. '대변자의 역할을 완수하라'는 제목의 이 글에서 그는 일본제국주의로부터의 해방 시점에서 해방을 획득하기까지 민족 혁명투사들의 희

생을 잊지 말 것을 강조하였다. 또한 질서있는 자유를 강조하여 앞으로의 세계창조의 주인공으로서 역할을 다할 것을 당부하였다. 우리민족의 재능을 높이 평가하고, 소질을 맘껏 발휘하라는 말씀과 앞으로의 진로를 밝혀주는 지도자 역할의 중요성을 말씀하셨고, 행동으로 보여주셨다.

우리 대학의 100년의 역사에 박명진 학장같은 헌신적인 인물이 있었던 것은 큰 행운이었다. 이같은 업적을 기리고 타의 모범이 되는 그 정신을 높이 평가하여 1987년도에 동상을 만들어 그 뜻을 기려왔다. 동상은 현재도 우리 대학 본관 앞에 위치하고 있다. 우리 민족을 생각하고 사회에 봉사하며 우리 대학을 발전시킨 박명진 학장의 정신이 앞으로의 100년 역시 이어갈 것이다.

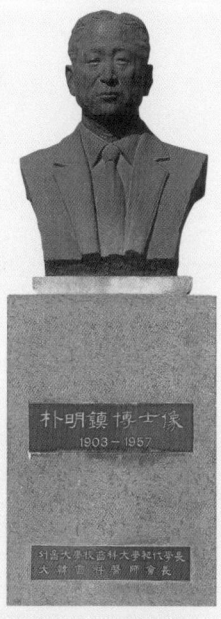

박명진 학장 흉상

4. 국립 서울대학교 출범

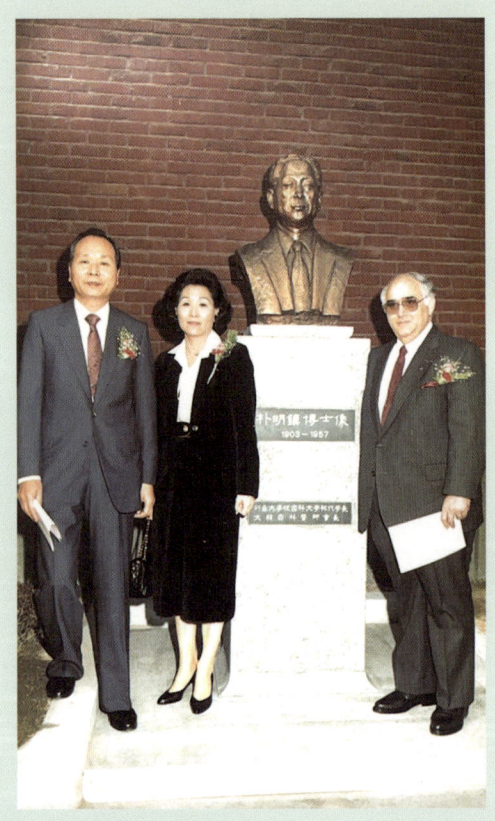

1987년 11월 박명진 초대 학장 동상제막식에 참가한 김명국 서울대학교 치과대학 학장, 박명진 초대학장의 따님이신 14회 박한영 동문과 사위 Azer-Mehr 선생님

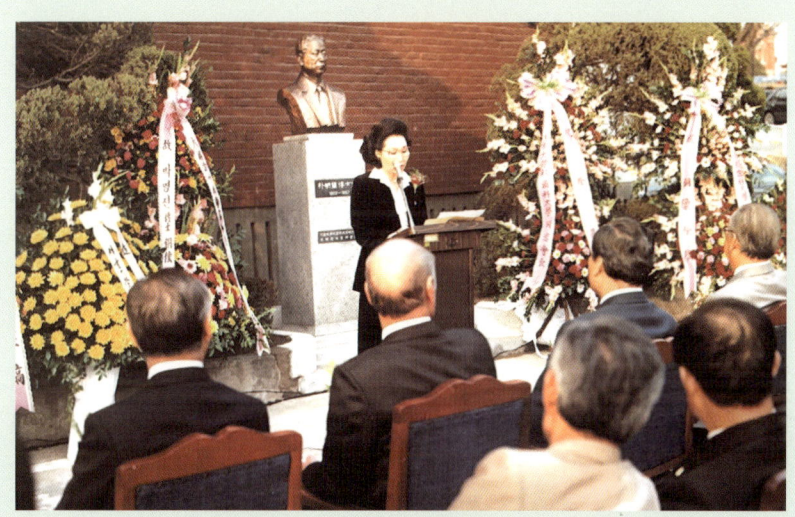
동상제막식에서 축사하는 박한영 동문

5

한국전쟁과 피난시대

대한민국의 역사에서 한국전쟁은 현재까지 어느 곳에서나 그 흔적을 찾을 수 있는 아주 중요한 시대 사건 중 하나이다. 한국전쟁은 극동에서 이루어진 제국주의 국가들의 힘겨루기에 의한 피해를 극명히 보여주는 전쟁이었다. 스탈린은 미국이 아시아에서 2~3년 동안 묶여 있을 테니 이 틈을 타 동유럽 국가들의 군사력을 증강시킬 기회로 삼고자 했다. 이에 스탈린은 "북한이 잃는 것은 인명뿐"이라며 전쟁 지속을 강요했다.

한편, 강대국 간에 이루어진 휴전협정과 관련하여 대한민국 정부와 국민은 강경한 반대 입장이었다. 마침내 휴전협정에 조인하기 전까지 2년 동안 동안 한반도 내에서는 무의미한 살상만 늘어날 뿐이었다. 우리 민족에게 큰 상흔을 남긴 한국전쟁은 1953년 7월 휴전으로 끝났지만 분단은 끝나지 않았고 계속해서 한반도 전체에 엄청난 피해와 함께 여러 세대가 지나도 사라지지 않는 트라우마만 남겼다. 그러한 피해는 국내 의학계와 치의학계에도 당연히 큰 시련을 가져왔다.

피난중 판자집 교사

1950년 6월 25일 한국전쟁 발발 당시 서울대학교 치과대학은 교직원 22명, 학생 296명이었다. 전쟁으로 인해 서울 소재의 모든 치과대학과 병의원은 제대로 작동할 수 없었다. 28일 한강 다리가 새벽에 폭파됨에 따라 대부분 피난을 가지 못한 채 서울에 그대로 잔류해야 했다. 당시 서울대학교 치과대학과 부속병원은 북한이 접수하여 북한 치과의사들이 점령했다.

인천상륙작전이 끝날 즈음 북한 군의관들은 도망가고 많은 사람들이 납북되거나 실종, 학살되었다. 9월 28일 서울 수복 이후에도 정상적인 수업은 이루어지지 못했다. 이후 서울 철수로 1950년 12월 1일경 다시 수업은 중단되었으며(교직원 19명, 학생 132명) 서울에 남은 대다수의 교직원들은 힘겨운 여건에서 학교를 지켜야했다. 1·4후퇴 때에는 이미 한국전쟁을 경험한 바 있어 일치감치 부산 등으로 피난길에 올랐다.

서울대학교는 전쟁의 혼란 중에도 피난지 부산에서 가교사를 지어 강의를 진행했다. 1·4후퇴 직후에는 노천에서 수업을 실시해야만 했다. 1951년 4월부터 비로소 가교사 건설이 본격적으로 시작되었고 미국 제8군과 주한 유엔민간원조사령부(UNCACK)가 가교사 1,000교실을 지을 수 있는 건축자재를 공급한 것이 큰 도움이 되었다. 가교사 건축이 진척되면서 피난지에 임시 캠퍼스가 만들어지기 시작했다. 의과대학과 부속병원은 광복동에, 치과대학은 대청동에 자리잡았다. 이 두 곳은 전쟁 당시 의료 수요가 컸기 때문에 도심에 자리 잡게 되었던 것이다. 특히, 치과대학은 토성동의 경찰병원과 광복동의 김치과의원 내에 부속병원을 두었다.

1950년 12월 말경 학적부, 현미경, 치료 유니트 등을 화물차에 싣고 영등포역을 경유해서 부산으로 피난하였다. 교수들은 하차하여 기차를 타고 부산으로 가고 짐은 부산 광복동 소재 김상찬 치과의원에 임시로 보관하였다. 1951년 1월 4일 서울 철수로 1월 7일 경 치과대학 부산시 창선동 소재

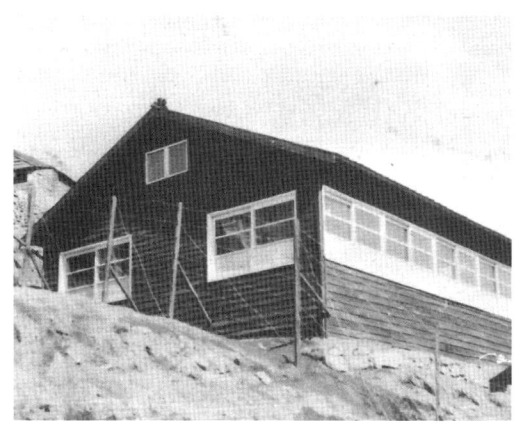

부산 피난 중 대청동 치과대학 판자집 교사

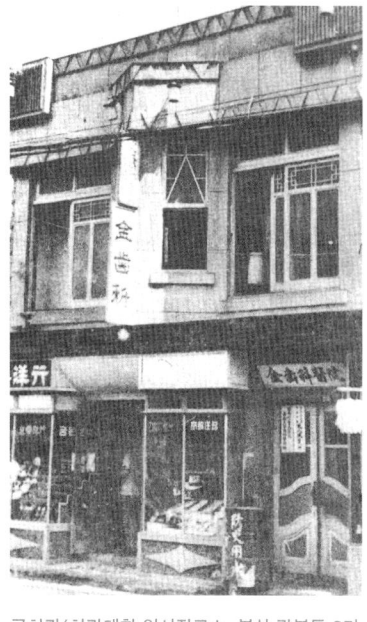

금치과(치과대학 임시진료소, 부산 광복동 2가 18번지)

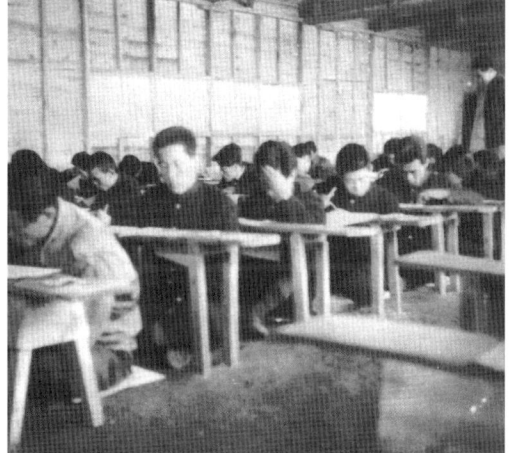

부산 피난중 대청동 치과대학 판자집 교사, 1952년 5월 26일 신축완료
부산시 대청동 4가 2번지에 가교사를 신축하고 1, 2, 3학년 사용,
4학년은 금치과에서 임상실습을 하였다.

5. 한국전쟁과 피난시대

김세준 치과의원에 임시 연락사무소를 설치하였다. 1952년 5월 26일에 신축 완료된 대청동 치과대학 판자집 교사에서 1, 2, 3학년 교육이 진행되었고 4학년은 광복동의 김상찬 치과의원에서 임상실습을 수행하였다.

1951년 6월 전시 연합대학(1951. 7~1953. 7)이 설치됨에 따라 7월부터 1, 2학년생은 전시연합대학 의학부(서울의대, 부산수정국민학교 및 동주여상)에서 서울의대, 세브란스의대, 서울여자의과대학, 이대의대 및 서울치대의 5개 대학 의학계열 통합강의를 수강하였고 3, 4학년은 그 해 9월부터 김상찬 치과의원에서 임상실습에 참여했다. 1951년도 신입생 모집은 9월 1~2일에 부산에서 실시하고 기타 광주, 수원, 대전, 전주에서 실시하였고 입학생수는 66명이었다. 11월 18일부터는 부산시 대교동 2가 80번지로 재차 연락사무소를 이전하여 3학년생의 강의는 그 곳에서 진행하였고, 4학년생은 김상찬 치과의원에서 임상실습을 진행하였다.

서울대학교 대학원교육은 1952년 4월 1일에 치의학과 구강외과학 전공 2명이 입학과 동시에 시작되었고 연구중심 학문으로 치의학이 발전할 수 있는 전환점이 되었다. 한편, 1952년도 신입생은 4월 8일부터 10일까지 3일 간에 걸쳐 부산을 중심으로 광주, 전주, 대전, 대구, 수원, 서울에서 선발하였으며 신입생 수는 137명이었다.

1952년 5월 26일 전시연합대학이 해체되고 서울치대가 단독으로 부산시 대청동 4가 2번지 판자집을 신축하여 대강의실 및 중강의실 각 1개, 소강의실 2개, 학장실, 숙직실, 창고 등의 시설을 마련하였고 분산 수강하던 2, 3학년생과 신입생 전원을 수용하여 강의하였으나 임상실습 관계로 4학년생은 광복동 소재 김상찬 치과의원과 토성동 소재 경찰병원 치과를 다녀야 했다.

판자집 교사에는 책상도 없고 의자만 있어 학생들은 무릎 위에 노트를 놓고 필기해야 했다. 시험 기간에는 바닥에 신문지를 깔고 앉거나 의자에 시험답안을 올려놓고 시험을 치르는 등 교육환경이 매우 열악했다. 이러한 전시연합체제에서도 서울대학교 치과대학은 1951년 전문부 28명, 1952년 학부 15명, 전문부 3명, 1953년 학부12명, 전문부 2명을 각각 졸업시켰다.

최초 치의학계 대학원 교육 시작

1952년 4월 1일에는 서울대학교 대학원 치의학과 구강외과학 전공 2명이 입학하여 대학원 교육이 시작됨에 따라 전공학문의 발전과 더불어 연구중심 학문으로 치의학이 발전할 수 있는 계기가 되었으며, 대한민국 최초 치의학계 대학원 교육의 첫 장을 펴는 역사적인 사건이기도 하다.

부산 피난으로 대청동 판자집 가교사에서 교육이 이루어질 당시, 교직원은 종군, 피납 등으로 교수 2명, 조교수 3명, 전임강사 7명, 조교 2명, 모두 14명으로 교수 충원율이 매우 열악한 상황이었다. 기초과목은 의대교수에게 의뢰하고 그 외의 과목은 시간강사로 충당하였다. 그 당시의 재적생은 296명이었다.

피난시절 교수들의 연구는 거의 불가능하였고 보존학, 구강외과학 및 보철학 분야에서의 증례보고 정도가 연구의 대부분이었다. 하지만, 피난 중에도 개최되었던 대한치과의사회 주관 제4회(1952년) 및 제5회(1953년) 학술집담회에서는 다수의 논문이 발표되었다. 또 학교측은 대한치과의사회와 공동으로 학술집담회도 개최하였다. 피난 생활의 난관 속에도 대학 수업은 중단 없이 계속 이루어질 수 있었고 이에 5, 6, 7회의 졸업생은 부산 피난지에서 각각 배출되었다.

읽을거리

1952년 4월 의학박사 1호, 이춘근 박사

이춘근 박사는 경성치과의학전문학교를 졸업하였으며 학위기가 보여주듯이 서울대학교 대학원에서 처음으로 의학박사학위를 받은 인물로 경성치전과 서울대학교 치과대학에서 모두 교수직을 수행했다.

이춘근 박사의 의학박사학위는 1952년 4월에 조교수의 신분으로 서울대학교 대학원에서 「구리의 생물학적 연구」라는 논문으로 받게 되는데, 이는 서울대학교 개교이래 의학박사 학위 제1호로서 치학계의 연구를 활성화시키는 하나의 계기가 되었을 뿐만 아니라, 서울대학교 대학원의 첫 의학박사학위를 치과의사가 수여받은 것이었다.

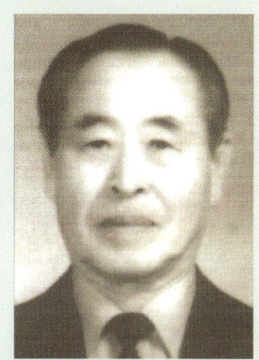

이춘근 박사

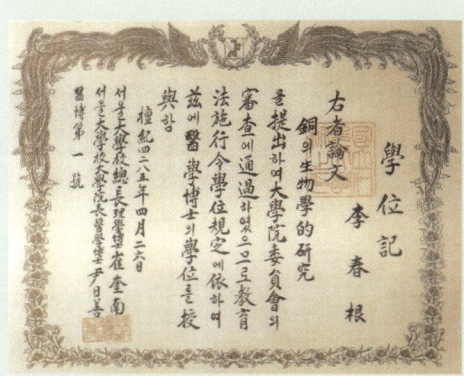
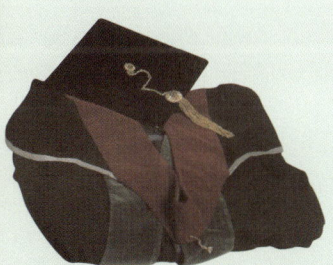

이춘근 박사의 학위기와 학위 가운

6 서울 환도와 전쟁 후 복구기

서울대학교 치과대학은 전시에 부산지역에서 전시연합대학(1951.7~1953.7) 체제로 대청동 가교사와 김상찬 치과, 부산 경찰병원 치과, 광복동 임대 부속병원에서 강의와 실습을 이어 나가던 중, 1953년 7·27정전회담으로 휴전협정이 조인되어 전세가 안정상태에 들어가게 되자 서울로 환도하게 되었다.

서울대학교 동숭동 캠퍼스는 1951년 5월 이후 미8군 사령부가 사용해 오다가 8월 2일에 반환하였다. 서울대학교 본부와 각 단과대학들은 9월 15일, 전쟁중 미군에 의해 징발된 서울대학교 부속건물들을 학교측이 돌려받는 환수식을 거행하였다. 9월 29일에는 정부 환도 기념식을 개최하였다.

서울대학교 치과대학은 타 단과대학보다 앞서 1953년 8월 26일 서울 소공동 교사로 복교하여, 1953년 9월 1일 전란으로 뿔뿔이 흩어졌던 14명의 교수와 학생 374명이 다시 모여 시설을 복구하고 교육 정상화에 전력을 기울이게 된다. 마침내, 9월 28일 제2학기 등록을 끝내고 3년 만에 다시 소공동 교사에서 강의와 임상실습을 시작했다.

소공동 본 교사 시절, 미국의 원조

환교 후 가장 급선무는 전쟁으로 손상된 시설과 교육 및 연구 설비를 복구하고 선진국의 최신 의료기술을 도입하여 낙후한 국내 치의학의 수준을 신속히 향상 발전시키는 것이었다. 서울대학교 치과대학은 전쟁 중 파괴된 기반시설을 미국의 원조에 의해 복구하였고, 주한 유엔 한국민간지원단(United Nations Civil Assistance Corps in Korea, UNCACK), 한국민간지원 사령부(Korean Civil Assistance Command, KCAC), 미 국무부산하 국제협력처(International Cooperation Administration, ICA), 한미재단(American-Korean Foundation, AKF) 등 여러 원조기구들을 통해 기자재를 공급받아 본격적으로 교육을 재개할 수 있었다.

1953년 겨울 심산 미군병원에 근무하던 무어(Moore) 해병대위가 서울대학교 치과대학을 자주 방문하여 학생들에게 치근 절제술(Root Resection)에 대한 강의도 하다가 제대하여 본국으로 귀국하였다. 1954년 한국민간지원사령부 치과 고문관이자 피츠버그 치대 병리학 교수였던 오르텔(Oartel) 박사는 일본주둔 미군병원에서 사용하던 Morita 치과유닛체어를 수리하여 20대를 기증해 주었는데 이를 1955년에 2층 보존과 치료실에 설치하였다. 또한 이 시기에 올림푸스(Olympus) 광학 현미경 20대도 새로이 마련하였다.

경제조정관실(the Office of the Economic Coordinator for KOREA, OEC) 치과 고문관이었던 Kothe 대령이 1955년 약 7만 달러 상당의 치과진료의자를 알선해 주었다. 1950년대 중반에 미군 치과 고문관 마이클(Michael) 대령도 한국에 머무는 1년간 치과 기기 및 재료 등 지원에 많은 도움을 주었다. 그 후 미국치과의사협회 회장 린취(Daniel F. Lynch) 박사에게 한국 치과 교육계가 되살아나도록 돕자고 건의하였는데 건의가 받아들여져서 미국치과의사 7만 5천 명이 매년 1인당 5달러씩을 기부하여 한미재단(AKF)

을 통해 원조하기로 했다. 도움을 준 외국인이 귀국할 때에는 박명진 학장이 감사패와 기념품을 수여하고, 교직원, 학생들이 대학 현관 앞에 모여 기념촬영을 하였다.

미군 치과 고문관은 종종 학생들을 강당에 모아 미국에서 조달한 먹거리를 나눠주곤 하였으며 석고, 인상재료 등도 갖다 주었는데 그 재료로 치아형태학 모형을 만들어 학생교육에 사용하였다. 미 국무성 한국 원조 계획에 원조 받은 물자를 보관할 곳이 없어 소공동 교사의 옥상(한국은행 쪽)에 80여 평의 창고를 확대 건축하였다.

도서관에는 영어 원서와 이를 번역한 일본어 교과서가 있었다. 이 시기에는 철필을 줄판에 긁어 만든 프린트 교재였으며, 학생 중에서 3층 도서관에 출입하는 사람만이 미군들이 기증한 원서를 접할 수 있었다. 강의의 형태가 주로 교수가 노트의 내용을 불러주면 그대로 받아쓰는 식의 강의였기에 교수가 강의실에 들어오면 학생들은 필기준비를 하였다. 강의내용은 원서 그대로 번역한 것인데 도서관에 자주 출입하여 원서를 본 학생만 그 사실을 알 수 있었다.

당시 최규남 총장은 정부와 문교부에 해외 교육원조자금 전액을 서울대학교에 집중 투자할 것을 여러 차례 제안하였다. 문교부는 결국 그 제안을 받아들여 미국 대외활동본부(Foreign Operation Administration, FOA)의 자금 전액 30만 달러를 서울대학교에 제공하기로 하였고, 미국의 교육 원조 기구로는 미네소타대학교가 결정되어 1954년 9월 28일 미네소타 프로젝트가 공식적으로 출범했다. 공식 명칭은 '국립서울대학교 협력프로젝트(Seoul National University Cooperative Project, 1954~1962)'였으나, 이 프로젝트의

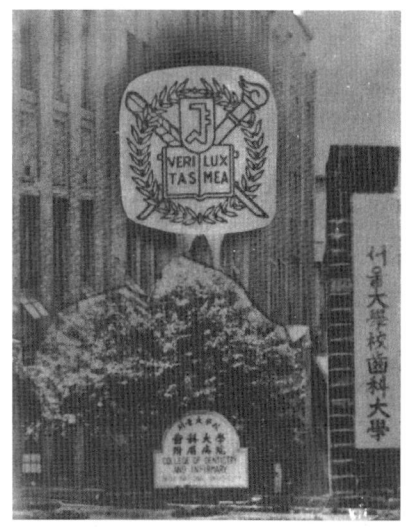

소공동 교사 정문

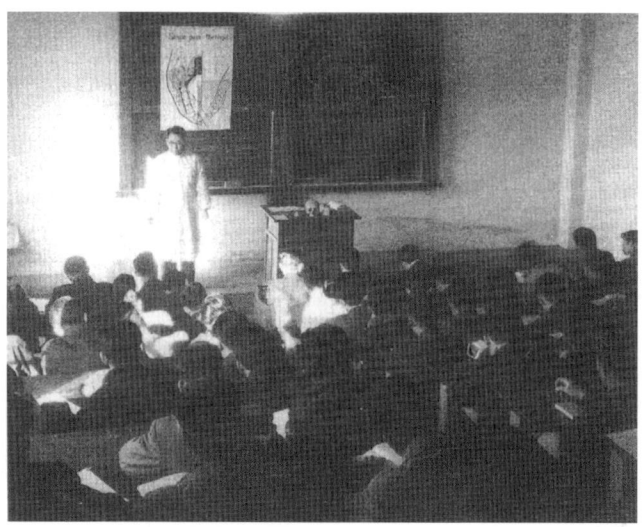

소공동 교사 수업 광경(1950대 후반)

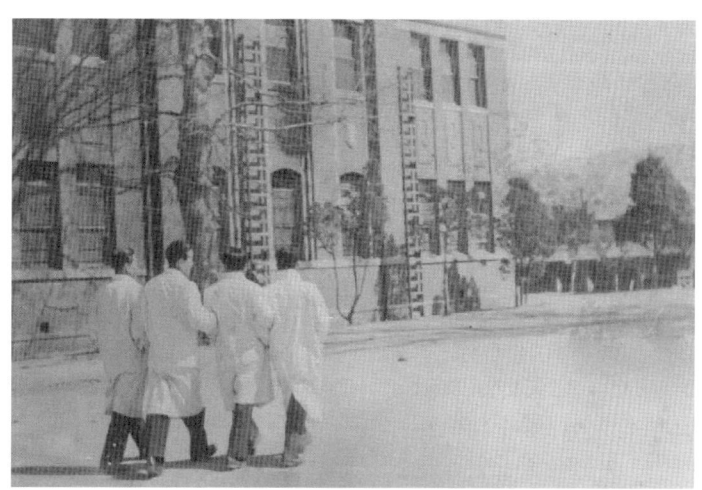

소공동교사 모습

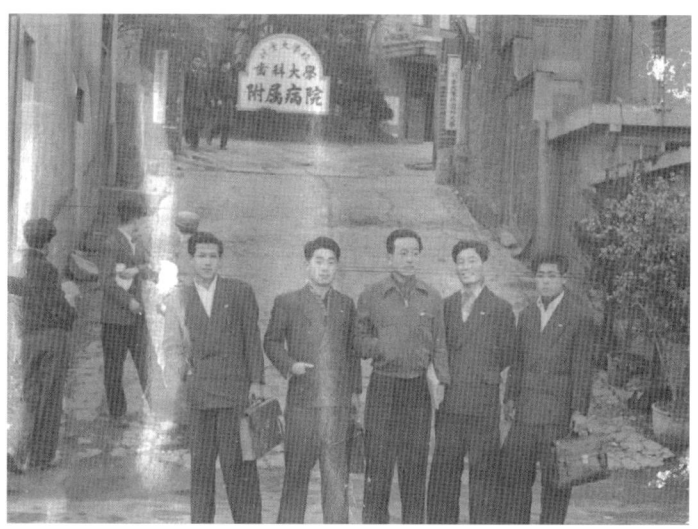

소공동 교사 입구 학예부원 사진(11회 변석두 기증)

6. 서울 환도와 전쟁 후 복구기

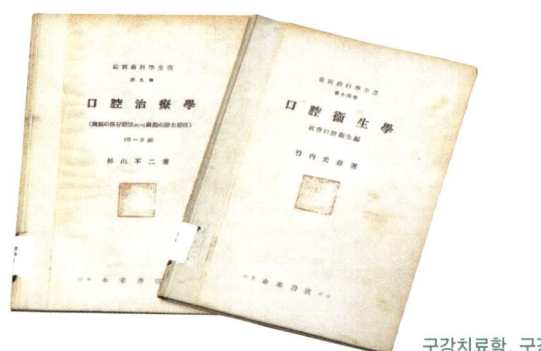

구강치료학, 구강위생학 교과서

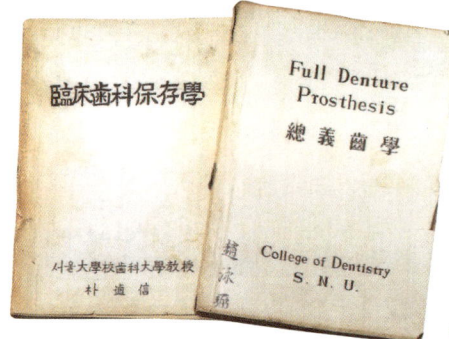

임상치과보존학, 총의치학 교과서

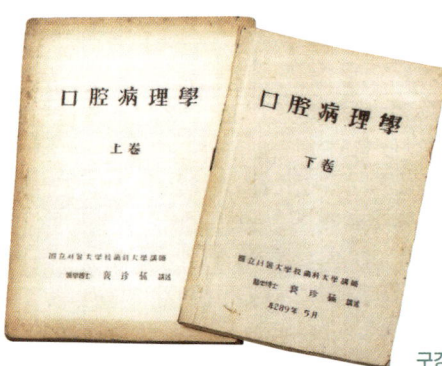

구강병리학 상, 하 교과서(1956)

실행을 미네소타 대학에 전적으로 일임하였기에, '미네소타 프로젝트'라고 불리게 되었다. 미국 대외활동본부에서 관장하던 원조사업은 1955년부터 국무부 산하 국제협력처로 이관되었다. 미네소타 프로젝트는 서울대학교의 농학, 공학, 의학, 행정학, 수의학, 간호학, 보건학 총 7개 분야를 지원했고 치과대학은 지원 대상에서 빠졌지만 미 국무부는 미네소타대학교 치과대학 맥크리어 학장을 몇달간 한국에 파견해 서울대학교 치과대학의 실정을 살피고 원조 계획의 수행을 위한 준비를 했다. 이후 치과대학은 유엔한국재건단(United Nations Korean Reconstruction Agency, UNKRA)과 미국 국제협력처(International Cooperation Administration, ICA)의 원조를 받아서 치료 기기 한 대를 교체하고, 부속 병원 내 체어유니트를 60여 세트로 확대하여 임상실습을 할 수 있게 되었다.

    1950년대에 서울대학교 치과대학의 재건 복구에 급진적인 발전을 이룩할 수 있도록 해 준 또 하나의 큰 요인은 1954년 이후 교수들의 해외 파견이었다. 상당수의 교수가 자비 혹은 지원금(서독 국비장학금, 한미재단, ICA 자금)을 받아 미국, 독일 등 각국으로 해외 파견을 가게 되었다. 1954년 5월 차문호, 1954년 8월 이영옥, 1955년 3~8월 박명진, 1955년 9월 심태석이 미국으로 출국했고, 1956년 10월 김용관은 유네스코 한국위원회 지원 장학생으로 서독에서 1년간 유학하였다. 1957년 8월 김동순은 배를 타고 미국으로 건너가 1958년 5월 유학중이던 변종수와 함께 귀국하였다. 1958년 8월 이춘근, 1958년 8월 김주환, 1958년 9월 김수철, 1958년 9월 진용환이 미국 파견을 떠났다가 1959년 7월 귀국하였다. 1959년 8월 김규식, 1960년 1월 선우양국도 미국 파견을 떠났다. 해외 파견 후 귀국한 교수들

표3 1950년대 서울대학교 치과대학 교수들의 해외 유학 지원 현황

성명	직위	연도	유학
차문호	전임강사	1954.5.11	미국, 한미재단
이영옥	조교수	1954.8.15	미국, 개인
박명진	학장	1955.3.7~8.7	미국교육계시찰
심태석	조교수	1955.9.5	미국, 한미재단
김용관	조교수	1956.10.31	서독, 서독국비장학생
김동순	부교수	1957.9.1	미국, 한미재단
이춘근	교수	1958.8.14	미국, 국무성 ICA 원조자금
김주환	전임강사	1958.8.25	미국, 국무성 ICA 원조자금
김수철	조교수	1958.9.3	미국, 국무성 ICA 원조자금
진용환	대우강사	1958.9.4	미국, 국무성 ICA 원조자금
김규식	대우강사	1959.8.10	미국, 국무성 ICA 원조자금
선우양국	전임강사	1960.1.18	미국, 국무성 ICA 원조자금

은 새롭고 폭넓은 연구하게 되었다. 미국 파견 후 귀국한 교수들은 학교와 학과와 학회를 미국식으로 개선하였다.

1952학년도 말에 안형규 전임강사(구강외과학), 차문호 전임강사(보존학), 1960학년도에 문동선 전임강사(치주병학)가 신규 임용되었으며, 기초 치의학분야에서 1958학년도에 김주환 전임강사(구강위생학)가 임용되어 기초 치의학 분야의 학문영역이 보다 넓어지고 세분화되었으며 연구가 더욱 활발해졌다 1952년 3월에 오재인 부교수가 퇴임하였고 1957년 12월에 박명진 교수가 타계하였다.

부속 병원 진료

1950년대의 부속병원 진료는 거의 미국에서 원조받은 물자로 이루어졌다고 할 수 있다. 곧이어 상당한 물량의 의약품과 기재가 계속 도입되었을 뿐만 아니라, 새로운 기술과 학식도 접할 수 있었다. 미국 치의학 관련 서적도 당시로서는 상당량 무상으로 보급되어 진료에 큰 도움을 주었다. 그리고 주한미군 치과군의관들도 학술적, 물질적으로 대학을 도왔다. 1953년 환도 후 치대 병원은 보존부 한 곳에서 진료를 하다가 1954년봄부터 구강외과부, 보철부도 등 3개 과에서 진료하는 단계를 거쳐 이후 소아치과(1956년 보존과에서 분과), 치주과(1957년 제2보존과로 출발), 치과방사선실(1958년, 1963년에 구강외과에서 치과방사선과로 독립), 예진실(1961년, 후에 구강진단과로 됨), 교정과(1965) 등 8개의 진료과로 세분화되었다. 이와 같은 임상진료과의 분과는 새로운 재료와 진료술식의 획기적인 변화를 가져왔는데, 이 시기에 교정분야의 최신교정술 도입(1957), 보철과의 전부주조관(1957)과 타이타늄 국소의치 사용, 치주과의 치석제거 이상의 치주질환치료(1960) 등 선진 치의학이 한국인 치과의사들에 의해 직접 시술되고, 교육되기 시작하였다. 치과방사선 장치와 고속 에어터빈(airturvine) 등의 장비가 대학에 도입되고 대량 보급되면서 치과진료의 정확성과 생산력이 향상되어 1960년대 후반, 한국 치의학계의 임상진료 수준은 일본과 견주어 뒤떨어지지 않을 정도가 되었다.

최초 치의학 석·박사학위, 치의예과 개설

1956년 봄에는 처음으로 구강외과 전공 두 사람이 서울대학교 대학원에서 치의의학 석사학위를 받았고, 대학원 석사과정에 구강해부병리학전공(1959)이 신설되어 기초 분야의 연구가 활발해졌다. 1958년 3월 28일 서울대학교 대학원에서 김영창 교수가 「Aluminum 이 생체에 미치는 영향」이라는 논문으로 해방 후 치과의사로는 이춘근 박사에 이어 두번째 의학박사학위를 받게 됨으로써 동료 교수들에게 연구의욕을 높이는 좋은 본보기가 되었다. 1960년 4월 서울대학교 대학원 치의학과에 박사과정이 신설되면서 연구에 정진했던 교수들 대부분이 1960년초에 의학박사학위를 받게 되었다. 이를 계기로 한단계 높은 수준의 연구를 할 수 있게 되었다.

이 시기에는 국제원조, 해외 파견 및 선진국교육시찰(12명), 대학원 치의학 석사 배출(16명), 서울대학교 연구비 지급(7명), 서울대학교 논문집 발간 및 치대학술지 발간 등의 역사적인 일들이 있었다.

또한 이 시기에 특기할 만한 것은 월간 「치대학술지」를 창간한 것이며(1959.1), 이 학술지를 통해 교수들의 논문, 석사학위논문 등을 발표함으로써 치의학 분야 전문적인 학술정보를 널리 보급하는 데 기여하였다.

이 시기에 교수들의 논문은 「치대논문집」, 「서울대학교 논문집(의약계)」, 「임상의학」, 「치의계」, 「한국의약」, 「치과회보」, 「최신 의학」 및 「결합의학」 등에 발표하였으며 대한치과의학회 주관 제6~12회(1954~1960) 학술강연회에서도 발표하였다.

1953년경부터 논의되어 오던 치과대학 교육 연한을 연장해야 한다는

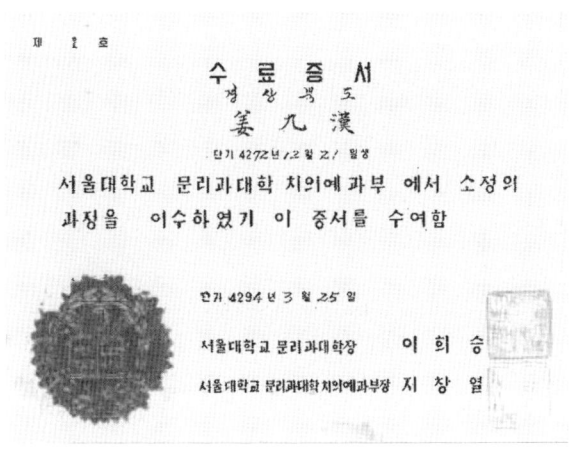

치의예과 1회 수료증서

안이 1957년 문교부 자문기관인 특별교육심의회에서 가결되었다. 1959년 1월 국립학교설치령(대통령령 제1430호)이 개정되어 1959년 4월 1일 서울대학교 문리과대학 치의예과가 설립되었으며, 이로서 치과의사 교육연한이 6년이 되었다. 당시 치의예과는 문리과대학에 소속되어 치의학과에 진입할 학생들에게 일반교양과목과 기초 전공과목을 이수하는 2년 과정으로 운영되었다. 1961년 3월 25일에는 83명이 치의예과 1회 수료식을 하였고, 이어 4월 1일에 첫 본과진입식을 거행하였다. 이때, 1955년 경북대와 전남대 치과의학부 학생 각 40명 중 일부 학생들이 1957년 두 학교의 폐교에 의해 서울대학교 치과대학으로 편입하였다.

7

6년제 치의학교육의 도입

1960년대는 국가적으로 제1차 경제개발 5개년 계획이 추진되는 시기여서 국내의 경제 수준이나 대학의 형편이 나아지는 상태에 있었다. 치과대학도 이와 같은 사회적 요구에 부응하기 위하여 진료과, 기초학 교실의 육성에 주력하였으며, 기자재의 확보를 위해서도 노력하였다.

1961년 4월 1일에 치의예과 수료자 본과진입식을 시작으로 같은 해 20대의 유닛체어를 증설하여 원내생에게 충실한 임상실습을 시킬 수 있게 되었다. 1961년에 소공동 교사 옥상에 도서관(가건물)을 마련하고 경성치과의학전문학교에서 인수한 도서 2,300권 이외에 2,069권이 추가되어 1966년 9월에는 치의학도서관 장서가 4,230권에 이르렀다.

1964년 8월 31일에는 대학원 치의학과 박사 과정생이 최초로 의학박사 학위를 취득하였고, 임상 치의학 분야에서는 1965년에 교정학, 1969년에 구강진단학 분야 전임교수를 임용하였다. 1960년 대에 들어서야 비로소 서울대학교 치과대학에서 기초 치의학 분야의 전임교수를 임용하고 본격적으로 교실을 정비하기 시작하였다. 1950년 대부터 해부학과 조직학, 구강병리학 전임교수가 임용되어 있었으며, 1960년에 들어서서는 치과재료학(1961년, 보철학에서 별도 분리), 치과약리학(1965년), 계통해부학(1966년), 구강생리학(1969년), 구강생화학(1969년) 전임교수가 임용되었다. 예방치과학은 강의만 진행되다가(1958년, 전임강사) 대학원 전공과목으로 승인(1966년)되었다. 그 외에 치과의사학과 구강미생물학은 정식 교과목으로 편성되

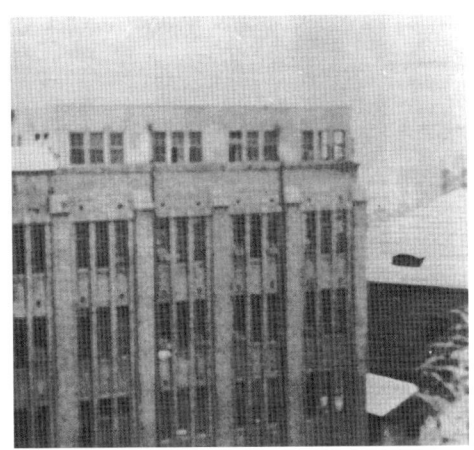

소공동 교사 옥상에 증축된 도서실(1961년)

었으나 외래교수에 의해 진행되었다. 구강미생물학의 전임교수 발령은 1980년에 이루어졌다. 1960년대에 많은 수의 교수가 신규 임용되어 7개 기초 치의학 전공과 8개의 임상 치의학 전공에서 최소 1명 이상의 교수를 보유하게 되었다.

치의학 연구의 활성화

기초 치의학 교과목이 정립되기 이전 치의학 교육은 의과대학 기초학 교실에 위탁해서 이루어졌기 때문에, 치의학 교육과 연구가 발전하는데 한계가 있었다. 그러나 기초 치의학 교수 채용으로 기초와 임상 학문간의 유기적인 연구가 활성화되었고, 구강 내 질병의 원인과 치유과정에 대한 총체적인 접근이 가능했다. 치의학 연구논문이 점점 증가하고 세포병리 검사나 근전도 검사 등과 같은 임상진단법이 개발, 도입되어 한국의 치의학 연구를 위한 토대가 세워지기 시작했다. 더불어 예방치과학 및 치과의사학의 교과목 편성을 통해 기초 및 임상, 행동과학에 이르는 종합적인 치의학 학문 및 교육체계를 수립하는 단계가 되었다.

1966년 2월 28일 우리 대학에선 처음으로 『영문요람(Bulletin, 1966~1967)』을 발간하였다. 1960년 초와 중반에는 용산에 있는 미8군영 내에서 38학회(38th Parallel Dental Society) 주최 학술집담회가 종종 개최되었고, 교수, 조교, 대학원생, 수련의들은 미8군에서 보내준 버스를 타고 학회에 참석하였다. 특히 젊은 층의 조교, 대학원생들은 이 학회에서 선진국의 발전된 모습을 보고 자극받아 1960년대 말 7명의 젊은 교수들이 일본 미국 캐나다로 파견을 떠나게 된다.

1969년에는 정부 「추가경정예산」에 치대시설비를 위해 1억 2천만 원이 확보되어 137대의 치과진료의자, 치과방사선장비 등 최신의료장비와 교육용 CCTV를 갖추었다. 당시에는 의학박사 학위 취득을 위해서는 주논문 이외에 부논문이 있어야 했었기에 많은 연구와 논문이 이루어졌다.

1961년에는 서울대학교 치과대학에 연구생 제도가 도입되면서 박사학위가 시작되자 치의학 연구 인력과 학술활동이 대학으로 집중되었다. 연구생제도(1961~1970)로 석사 158명(1961~1965년에 56명, 1966~1970년에 102명), 박사 108명(1961~1965년에 29명, 1966~1970년에 79명)이 배출되었다.

연건동 교사로 이전

1965년부터 「서울대학교종합화」에 대한 이야기가 나온 후 1968년 4월 15일에 서울대학교 종합화의 기본방침이 국가정책으로 확정되었다. 서울대학교 종합화 10개년 계획의 기간은 1968년부터 1977년까지로서 그 주요방침은 대학 본연의 사명을 완수하기 위하여 교육의 질적 향상과 학술연구의 진흥을 도모하고 모든 시설을 근대화하여 일류 대학으로 육성 발전시키는데 있었다.

서울대학교 내부 및 외부에서는 교육과 연구의 내실화를 위해 각 지역의 연립대학의 형태를 뛰어 넘어, 구성 조직을 한 공간에 모으고 유기적으로 연결하여 시너지를 내야 한다는 필요성이 제기되었다. 그리하여 1960년부터 종합대학의 입지를 군건히 다지기 위한 종합화 계획을 본격적으로 수립하게 되는데, 1968년 1월 종합화 10개년 계획이 수립되었고 정부가 계획을 주도하여 확정하면서 캠퍼스 이전은 새로운 전기를 맞이하게 된다. 1968년 6월 「서울대학교종합화 10개년 계획」이 국회에서 통과되고, 이 계획을 효율적으로 추진하기 위해 같은 해 7월 「서울대학교 시설 확충 특별회계법」(법률 제2034호)이 제정되었다. 이에 따라 연건동에 메디컬 캠퍼스를 조성하기 위해 치과대학을 연건캠퍼스로 이전하기로 하였고, 2년여의 공사 끝에 새로운 7층의 치과대학 건물이 완공되었다. 1969년 12월 28일 서울대학교 치과대학은 1928년 9월 29일부터 1969년 12월 31일까지 한국 근대 치의학 교육의 요람이었던 소공동 교사를 떠나 대지 677평, 건물 3,667평 연건동의 새 교사로 이전하였으며 부속병원은 1970년 1월 15일(개

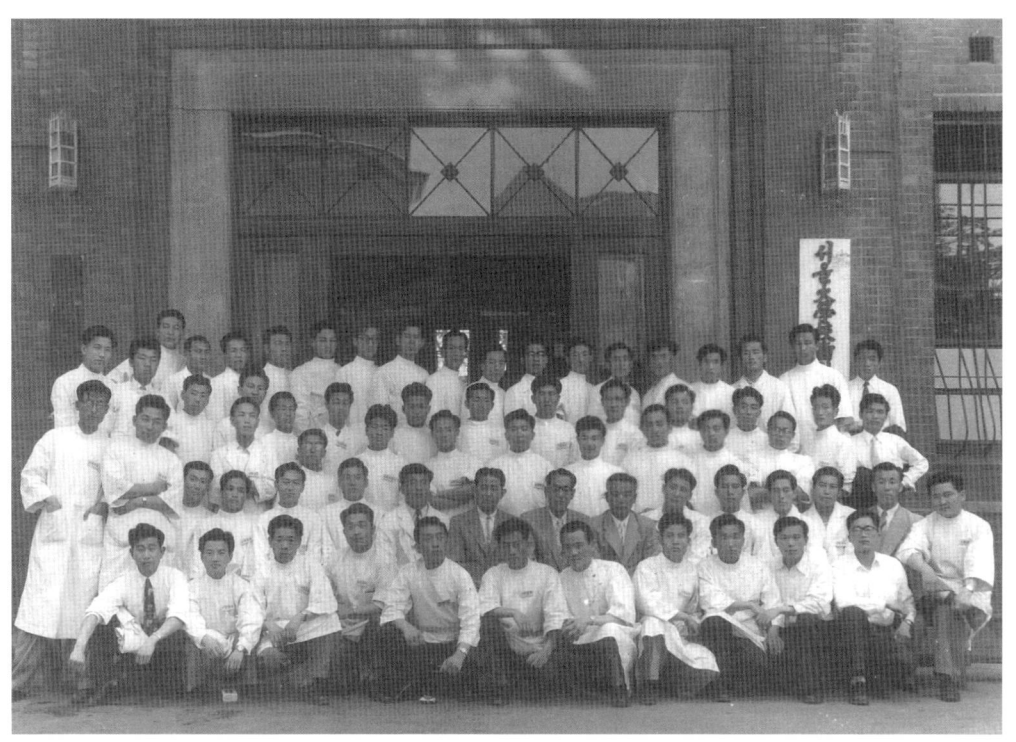

원내생 들어가며 기념사진

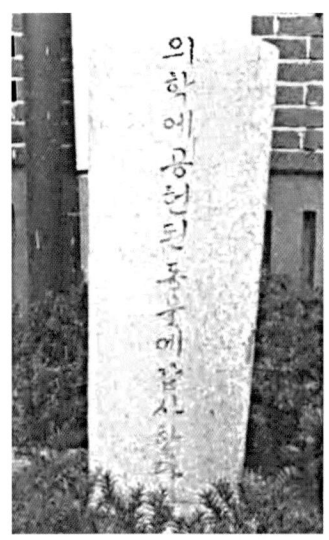

소공동 교사에 세웠던(1958.10.15)
"의학에 공헌된 동물에 감사한다"는
석비를 연건동신축 교사에 이전 설치
(1969.12.18)

원식 및 학술강연회)에 "치과대학 부속병원" 간판을 정문에 붙이고 개원, 진료를 시작하였다.

1969년 12월에는 소공동에서 연건동 교사로 이전함으로써 새로운 환경에서 연구를 할 수 있게 되었다. 1960년 말에는 그동안 뜸하였던 해외 파견이 다시 이루어져 7명의 교수가 미국, 캐나다, 일본 등에서 1년 이상 체류하며 현지에서 연구한 결과를 국제학회에서 발표하였다. 이러한 젊은 교수들의 선진국에서의 경험은 장차 국제학회에서 연구논문을 발표할 수 있는 능력을 키울 계기가 되었다.

이 시기에는 서울대학교 학술연구비와 문교부의 학술연구조성비의 지원이 있어 어느 정도 연구를 할 수 있었으며 교수들의 논문은 대한치과의사협회학술대회(1961~1970)에서 발표하였고 1967년 한국에서 개최되었던 5차 아시아·태평양 치과의사연맹 총회(Asia-Pacific Dental Congress)에서 두 명의 교수가 논문을 발표하였다. 또한 교수들의 논문은 「서울대학교 논문집(의약계)」, 「대한치과의사협회지」, 「종합의학」, 「중앙의학」, 「Medical Digest」, 「대한치과기자재학회지」, 「대한구강보건학회지」 및 「치과보존학회지」 등에 발표하였다.

1961~1970년 교수들이 발표한 연구논문 수는 270편(1961~1965년 86편,

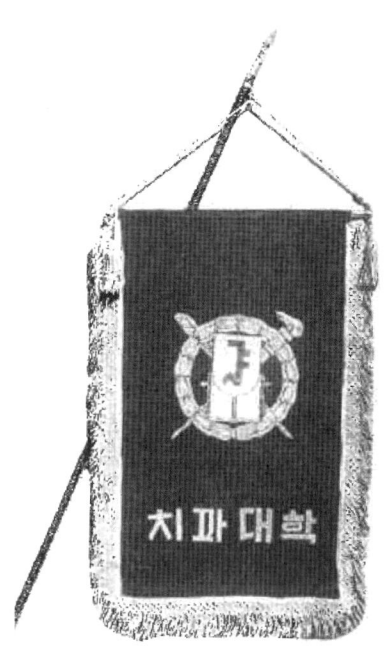
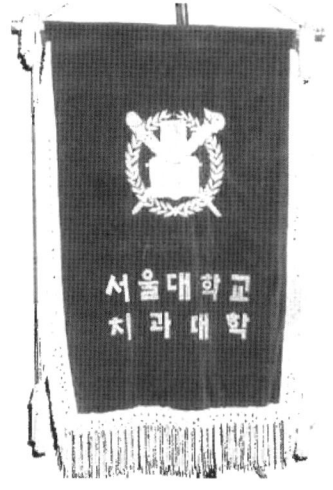

1950년대 교기   1970년대 교기

1966~1967년 184편)이었으며 전공분야 별로는 구강해부학 25편, 구강병리학 18편, 치과재료학 17편, 예방치과학 11편, 치과약려학 11편, 구강생화학 47편, 구강생리학 6편, 보철학 43편, 보존학 17편, 구강외과학 51편, 소아치과학 23편, 치주과학 16편, 치과방사선학 11편, 구강진단학 8편 및 교정학 12편 등이다.

연건동 치과대학 부속병원 개원

1970년대에는 소공동 교사에서 연건 캠퍼스로 이전해 옴에 따라 새 건물의 새로운 환경과 우수한 시설에서 교육, 연구 및 진료를 하게 되었다. 동시에 부속병원은 1970년 1월 15일에 "치과대학 부속병원" 간판을 정문에 붙이고 개원, 진료를 시작하였다.

이 시기에 있어서 특기할 만한 주요 사항은 서울대학교 의과대학 의학교육연수원 주최로 치과계에서는 처음으로 제1회 치과교육 워크샵을 가진 이후 매년 1~2차례 워크샵을 개최함으로써 교육과정개발 등 대학 발전에 많은 도움이 되었다.

1978년 7월 15일 서울대학교병원설치법 법률 제3056호에 따라 의과대학 부속병원과 치과대학 부속병원이 통합되어 서울대학교병원이 설립되고 치대부속병원은 「제3진료부」가 되었다. 임상교수와 기초교수는 모두 서울대학교병원의 겸직교수로 근무하게 되었고, 매년 지급되는 임상연구비와 특진연구비에 의해 많은 연구가 이루어졌다.

그리고 서울대학교병원의 해외연수 계획에 따른 장·단기 해외연수를 통해 선진국의 새로운 기술과 학문을 터득할 수 있는 기회가 많아졌다. 또한 1977년 7월에는 대지 210평, 건물 577평 규모의 구 약대 건물을 치과대학 기초관으로 인수받아 기초학 교실의 일부(구강해부학교실의 일부, 치과재료학교실, 치과약리학교실, 구강생리학교실, 구강생화학교실, 구강미생물학교실)로 사용하게 함으로써 학생실습실, 실험실, 연구실 등을 확보하게 되었고, 이런 공간의 확보로 영국차관에 의해 도입된 전자현미경 등 기자재를 효율적으

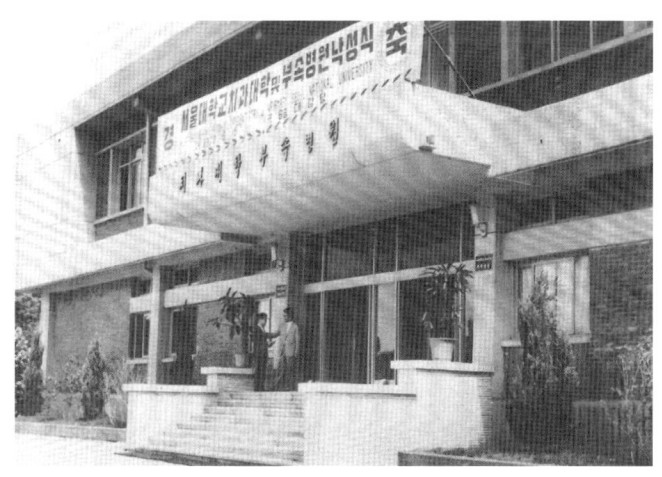

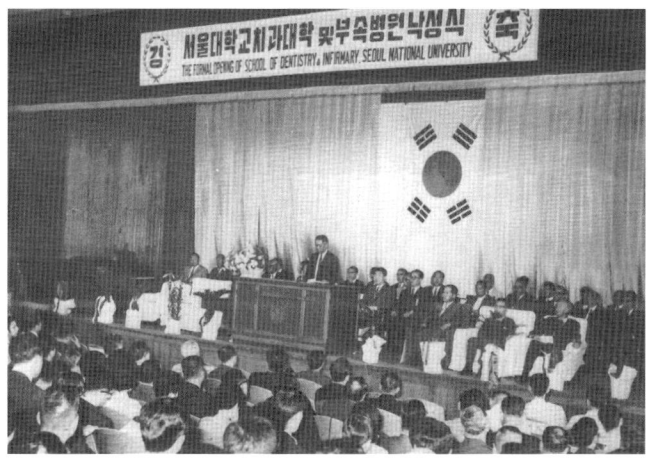

서울대학교 치과대학 및 부속병원 낙성식(1970.6.15)

로 운영 관리할 수 있게 되었다.

치의학 교육을 위한 노력

1968년 5월 서울대학교 인턴 레지던트회를 중심으로 한 치대부속병원 구성원들은 수업거부 및 전면 휴업을 하면서 치과대학 교육과 임상수련 개선을 요구하였다. 이들은 비과학적이고 무계획적인 교과과정 및 전근대적 비합리적인 병원 운영의 개선을 요구했고, 학교당국과 인턴 레지던트회의 합의에 의해 중단되었다.

1970년대는 한국의 치의학 교육과정이 그동안 미국 치의학 교육제도를 그대로 따라한 것에 대한 반성을 하며 교육과정 연구를 하였다. 미국과 같은 선진국의 치의학 교육과정을 모방하는 데서 벗어나 자주적인 치의학 교육과정을 만들자는 뜻으로 1971년 서울대학교 교과과정위원회가 결성되었다. 한국 치의학 교육의 문제점으로는 첫째, 치의학 교육내용이 다소 이론적이어서 실용성이 떨어져 진료에 실질적인 도움이 되지 못했다는 점과 둘째, 한국민의 구강병 관련한 니즈를 충족시킬 수 있는 치과의사를 양성해내지 못했다는 것이다.

그 해결 방안으로 첫째, 졸업 후 일반치과의사로 활동할 수 있도록 임상실습을 강화하고, 교과수준을 조정하며, 둘째, 지역사회의 구강보건의 문제를 해결할 수 있도록 공중구강보건학 분야의 현장실습을 강화하고, 셋째, 졸업 후 급변하는 진료환경을 주도하고 타의료 직군과 협조할 수 있도록 교육을 강화하는 방안 등이 있다. 치과대학 학생들과 교수들이 점점 주체적인 자각을 함과 동시에 WHO의 교육자 훈련 참가와 미국의 의학 및 치의학 교육의 변화로 인해 1970년대 치의학교육 개혁론이 대두되었다.

8

연건캠퍼스

1970년대

1970년대는 장기화된 박정희 정부의 독재로 인해 정부와 대학사회 간의 갈등이 심화되던 시기였다. 특히 1972년 유신헌법이 제정됨으로 인해 민주주의의 근간이 흔들리자 전국 각지의 대학생들은 유신체제 반대시위를 지속했고 박정희 정부는 학생운동을 탄압하기 시작했다. 교수사회에서는 이에 대응하여 대학의 자율성을 확보하고자 하였으나 정부의 연이은 긴급조치 공포로 인하여 대학통제는 오히려 심화되었다. 그 예로 교육공무원법이 개정되면서 교수들의 연구풍토를 조성한다는 명목 하에 교수재임용제도를 실시하였는데 이는 교수들을 통제하기 위한 수단으로 이용되었고, 지도교수제를 시행함으로써 학생운동에 대한 지도책임을 교수들에게 부담하기도 하였다.

격동의 독재시기를 겪으며 민주화가 퇴보되던 당시 한국의 경제는 국가의 모든 역량을 근대화와 산업화에 집중시킨 결과 고도의 성장을 이룩하였으며 경공업 중심의 산업 형태에서 중공업과 첨단산업분야로 뻗어 나가는 기반을 다져나갔다. 이에 발맞추기 위한 고급인력의 양성은 대학의 최우선 과제가 되었다. 국립 최고의 고등교육기관인 서울대학교에 많은 기대를 하는 것은 당연했고 정부는 서울대학교의 교육 및 연구수준을 더욱 높이기 위한 방안들을 강구한 끝에 서울대학교 종합화를 모색하기 시작했다. 종합화의 배경에는 서울대학교 캠퍼스들이 서울과 경기 일대에 분산되어 있어 서로 유기적이지 못하다는 것이 가장 크게 자리잡고 있었다. 사실 종합화를 처음 계획한 시점은 1960년이었지만 정부의 예산부족뿐만 아니라 캠퍼스 장소를 확보하는데 어려움을 겪으면서 총 네 번에 걸쳐 수정되다가 결국 무산되었다.

 이후 10년이 지난 1970년에 국무회의를 통과한 서울대학교 설치령에 의거하여 서울대학교 종합화 10개년 계획이 마침내 실행되기 시작했다. 이듬해 4월 2일 관악산 부지에서 개최된 서울대학교 종합캠퍼스 기공식을 시작으로 1975년부터 1976년까지 공과대학, 농과대학, 보건대학원, 수의과대학, 의과대학, 치과대학을 제외한 단과대학과 기타 기구들이 관악캠퍼스로 이전했다. 같은 시기 치과대학의 경우에는 소공동에 자리하고 있다가 연건동에 메디컬캠퍼스를 조성하기 위한 목적으로 이전하게 되면서 새로운 전환점을 맞이하게 되었다. 이 시기는 기존의 치의학교육 시스템에 대한 자성과 개선의 전환점에 놓였던 시기였는데, 미국식 치의학교육 시스템을 모방하고 임상수련보다는 이론교육에 편중되면서 졸업이후 현장에서 실무를 볼 수 없는 치과의사들이 배출되고 있었다. 이를 타개하기 위해 서울대학교 인턴·레지던트회를 중심으로 치의학교육 개혁의 바람이 불기 시작했다. 이러한 요구들에 부응하기 위해 1974년 8월 서울대학교가 의학교육사업의 효율성 증대를 목적으로 대한민국 정부 및 세계보건기구(WHO)와 협약을 체결하였고 1975년 3월에는 의학교육을 전담할 국립기관인 국내 최초의 의학교육 연수원을 설립하면서 치과교육과 관련한 워크숍들이 주최되기 시작하면서 치과교육과정 개발의 새로운 장이 마련되었다.

치의학 연구를 위한 지원

1970년대에는 국민 생활향상과 인구증가에 따라 의료인력이 더 많이 요구되었고 1977년부터 저수가, 저급여, 저보험료를 바탕으로 한 강제적 의료보험이 시행되었다. 그 해 기준으로 국내 치과병원은 서울과 부산지역에 총 4개가 있었고 치과의원은 1,720개로 54.5%가 서울에 모여 있었기 때문에 정부에서는 진료접근성을 높이는 것을 중요한 과제로 삼았고 치과대학의 수를 늘리는 것을 하나의 방편으로 생각하여 기존 서울대학교, 경희대학교, 연세대학교에 이어 조선대학교(1973년), 경북대학교(1973년), 전남대학교(1978년), 전북대학교(1978년), 원광대학(1978년), 부산대학교(1979년), 단국대학교(1979년)를 추가로 신설하였다. 1978년 7월 15일에는 서울대학교 병원 설치법 법률 제3056호에 따라 치과대학 부속병원과 의과대학 부속병원이 하나로 통합되어 서울대학교 병원이 세워졌다. 임상 및 기초학 교수들은 모두 서울대학교 병원의 겸직교수로 근무하며 임상연구비와 특진연구비로 많은 연구를 수행할 수 있었다. 뿐만 아니라 서울대학교 병원의 해외연수계획에 따른 장단기 해외연수로 선진국의 새로운 기술과 학문을 터득하여 보다 진보적인 연구를 수행할 수 있게 되었다. 1970년대의 확장된 연구지원은 우리나라의 경제성장과 정부의 기조 덕분이었다. 1960년에 우리나라 1인당 국민총소득이 80달러로 북한보다 1.5배나 낮은 수준이었으나 1970년에는 257달러, 1977년에는 1,047달러를 기록하며 한국사회의 다양한 가능성의 기회가 열렸다. 당시 서울대학교의 세출은 1962년 2억 2천여 만 원이었으나 1977년에는 100억 원을 돌파한 것으로 보아 서울대

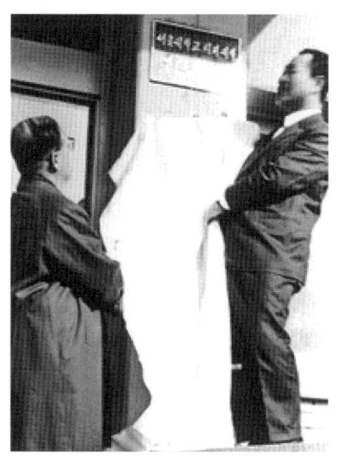
1970년 치과대학 및 부속병원 현판식

학교의 운영과 기구의 증설을 위하여 상당한 정부 예산이 투입된 것으로 보인다. 특히 정부는 학문간 지원 불균형문제가 초래될 정도로 이공계열과 의약계열에 지원비를 아끼지 않으면서 치과교육과 연구의 내실화가 이뤄지는 데 큰 기여를 했다. 이외에도 문교부 학술연구조성비, 산학협동재단, 서울대학교학술재단, 한국과학재단 및 아산사회복지재단 등으로부터 지원을 받을 수 있었고 1978년에는 서울대학교 병원의 제3진료부(이후 치과진료부로 변경)가 발족되면서 임상연구비 및 특진연구비가 교수들에게 매년 지급되며 연구활동에 많은 도움을 주었다. 1980년 3월 7일에는 공석으로 남겨져 있던 구강미생물학 전임교수가 충원됨으로써 총 8개의 기초치의학 분야의 교수들을 모두 확보하게 되었다.

당시 우리나라 치의학은 치과임상뿐만 아니라 기초치의학 연구에 관심

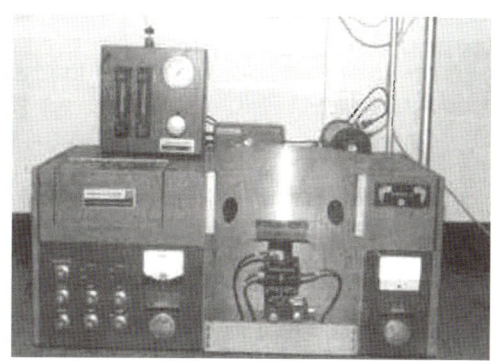
1972년 정부 지원금으로 구입한 최신 원자흡광분광광도계

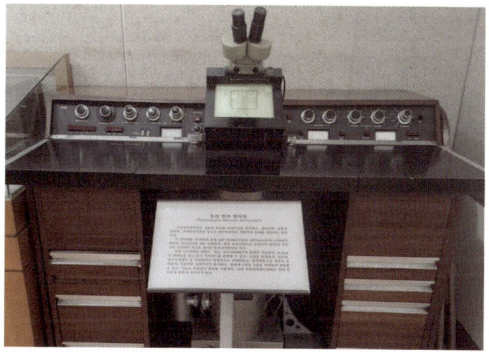
1976년 영국교육차관으로 도입한 투과전자현미경

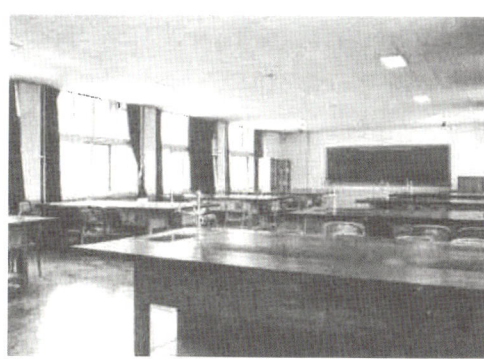
1980년 치과대학 별관, 생리학, 생화학, 약리학 및 미생물학 종합실습실

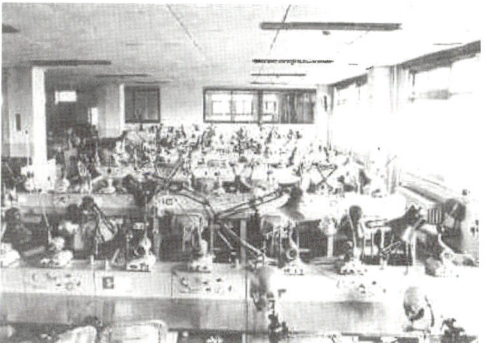
1980년 마네킹 시설을 갖춘 임상전단계 실습실

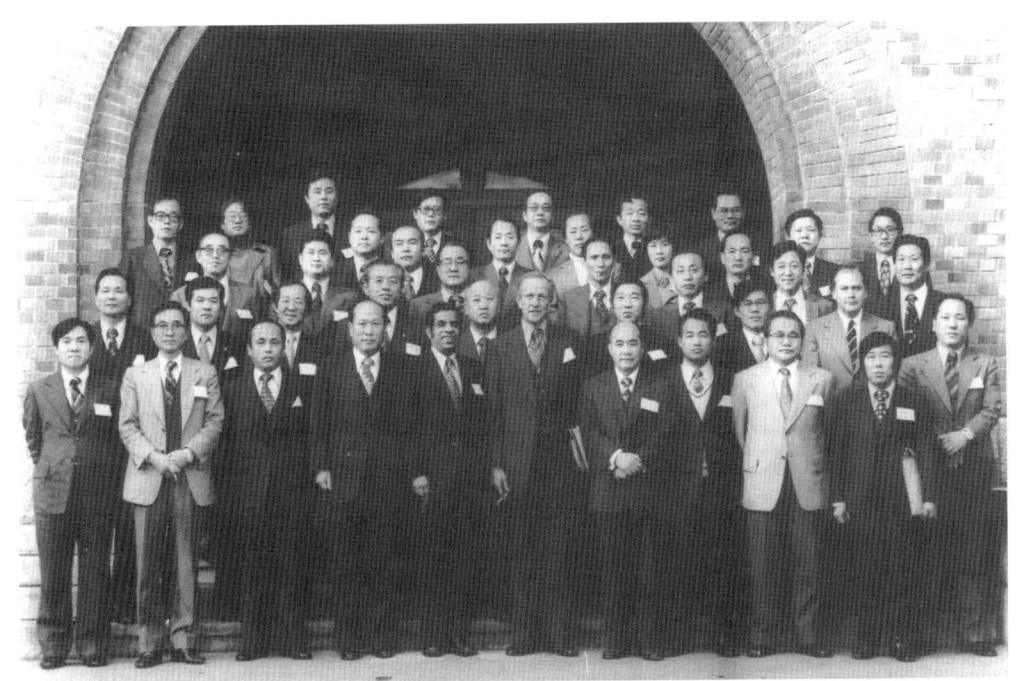

제1회 치과교육 워크샵(1976.12.2)

표4 1970년대 치과교육 워크샵

일정	주제	개최 장소
1976.12.2~12.4	치과대학 교육에 있어서의 교육과정 개발 프로그램	서울대학교 의과대학 의학교육연수원
1979.6.30~7.1	치과교육 발전 및 대학원교육 발전을 위한 워크샵	온양관광호텔
1980.4.25~4.26	치과교육 발전을 위한 워크샵	성남 한국정신문화원
1980.7.18~7.19	치학교육 개발을 위한 워크샵	서울 아카데미 하우스

이 많았는데 1972년 당시 정부의 지원금으로 최신장비인 원자흡광분광광도계(Atomic absorption spectrophotometer)를 구입하면서 생체금속재료 개발 등에 활용할 수 있었다. 또한 서울대학교에서는 1969년 이후부터 정부 주선으로 교육 차관이 도입되면서 연구소를 비롯한 연구기반시설이 더욱 확충되었는데 1977년에는 영국교육차관(ECCD)을 받아 투과전자현미경 50여 종(516,911달러)이 도입되면서 더욱 활발하게 연구할 수 있는 계기가 되었다.

같은 해 7월에는 약대 건물(대지 210평, 건물 577평)을 치과대학 기초관이 인수하여 기초학교실로 사용할 수 있게 되면서 학생실습실 및 실험실과 연구실 등을 확보하게 되었고 전자현미경 등의 각종 장비들을 보다 효율적으로 운영 및 관리할 수 있었다. 뿐만 아니라 1980년 10월에는 정부재원의 대학시설 연구비로 임상전단계 실습실을 만들고 그곳에 임상전단계 실습대와 의자, 에어터빈, 마네킹 등을 설치하며 전문적인 연구기관으로 자리매김하였다.

학술교류를 위한 노력과 산물

동숭동 구대학본부의 고별식을 거행함과 동시에 대통령령 제7565호로 서울대학교 설치령이 개정된 1975년 2월에는 서울대학교의 경영대학원, 교육대학원, 신문대학원 등이 폐지되고 인문대학, 사회과학대학, 자연과학대학, 경영대학 등이 신설되는 등 교육기구의 개편이 실시되었고 다양한 학

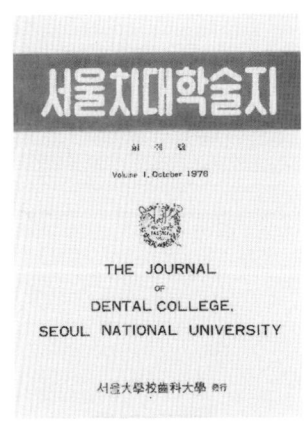

『서울치대학술지』 창간호

내 소속기관이 신설되거나 개편되었다. 같은 해 3월에 국내 최초로 서울대학교 의과대학 의학교육 연수원이 신설되고 초대원장으로 권이혁 서울대학장이 취임을 했다. 개원을 기념하여 국제 의학교육 과정 개발 워크숍이 개최되었는데 그 이듬해에는 제1회 치과교육워크샵개최를 시작으로 매년 1~2차례 워크숍을 열어 치과교육 발전에 이바지하는 계기가 되었다.

정부와 교육차관의 도입으로 서울대학교에서는 연구소를 비롯한 연구기반시설들이 확충되기 시작했다. 이는 교수들의 연구업적 증가에 지대한 영향을 끼치면서 단과대학이나 연구소 단위의 논문집이나 학술지의 발간이 성행하기 시작했다. 치의학 분야에서도 대한치과의사협회 산하 분과학회의 학술지들이 발간되면서 전공분야의 학회지에 지속적으로 논문을 발표할 수 있게 되었다. 1976년 10월 30일에는 『서울치대학술지』 창간호가 발간되기도 했는데 그 당시 실린 논문들의 주제는 상악중절치의 배열에 관한 연구, 탄성 인상재 독성에 관한 실험적연구, 백악종의 병리학적 연구 등이었는데 국제적 수준의 연구성과를 내기에는 당시 연구여건상 미흡한 점이 많았다.

1971~1980년 동안 교수들이 발표한 연구논문의 수는 총 794편에 달했으며 전공분야별로 살펴보면 교정학 57편, 구강병리학 26편, 구강생리

학 50편, 구강생화학 44편, 구강외과학 85편, 구강진단학 39편, 구강해부학 63편, 보철학 75편, 소아치과학 43편, 예방치과학 33편, 치과방사선학 41편, 치과약리학 34편, 치과재료학 21편, 치주과학 106편 등이었다. 1970년대에 배출한 석사와 박사는 각각 340명과 227명이었으며 1976년까지는 대학원 치의학과를 수료한 후 의학박사학위를 취득하였으나 그 이듬해부터는 치의학박사학위를 취득하였다.

9 선진연구 수행과 국제화

1980년대

대학 사회에 불어닥쳤던 뜨거운 민주화운동은 1979년 10월 26일 발발한 박정희대통령의 시해사건 이후 더욱 타올랐고 진정한 민주화의 실현이 눈앞에 다가오는 듯했다. 서울대학교에서는 그간 침식되었던 대학의 자율성을 확보하기 위해 학내 정치권력의 이해 관계를 반영하던 정책들을 폐기하고자 했고 학생사회에서도 학원민주화를 위해 복학생협의회, 대학원생협의회, 총학생회 등 자치조직을 결성하였다. 그러나 이런 시도들은 1980년 5월 17일 발발한 비상계엄 전국확대 조치로 인해 무산되었고 1983년 12월 학원자율화 조치가 선포되기 전까지 대학의 권위를 무시한 제5공화국 신군부의 만행에 좌절해야만 했다. 대중화되는 대학생들의 저항운동을 억제하기 위한 방편으로 대학을 직접 통제하기 시작한 신군부는 대학의 실상을 전혀 고려하지 않은 급진적 개혁안, 즉 7·30교육개혁조치(1980년)를 단행하며 대입 본고사를 폐지하고 전일제 수업을 실시하는 한편 졸업정원제를 시행하며 적지 않은 문제들을 야기했다. 졸업정원제는 입학당시 졸업정원의 30%를 초과합격시킨 후 진급하는 시점에서 졸업정원에 맞춰 강제로 탈락시킴으로써 학업경쟁구도를 가열하는 제도였다. 겉으로 드러나는 졸업정원제의 명분은 과외열풍 축소화와 대학생의 학업 열중 등이었으나 그 저변에는 학생들을 탈정치화 시키기 위한 목적이 자리하고 있었다. 그러나 신군부정권의 본디 의도와는 달리 대학생들의 수가 급증하면서 민주화운동을 선동하는 집단화 경향이 나타나는 계기가 되었다.

당시 본고사 폐지와 졸업정원제가 맞물리면서 전기대학입시에서 눈치작전에 실패한 고득점자들이 하향지원하면서 서울대 법대를 비롯한 의·치대에서 정원미달 사태가 나타나는 해프닝이 연출되기도 했고, 늘어난 대학생들을 수용할 물적·인적 기반이 갖춰져 있지 않은 탓에 나타난 문제들로 인해 졸업정원제는 1986년에 폐지가 결정되었고 1988년부터는 입학정원제로 대체되었다. 7·30교육개혁조치에서 비롯된 문제들은 1983년 12월 학원자율화조치가 비로소 공포된 이후 서울대학교 발전 10개년 계획을 제시하면서 해결해나갈 수 있었는데 이 계획의 주요내용은 학생정원을 1983년 수준으로 유지, 석·박사과정 연계운영, 대학시설의 확충과 교원증원 등의 방안을 담고 있었고 양적으로 팽창된 대학사회를 질적으로 향상시기 위한 부단한 노력을 기울였다. 서울대학교 발전 10개년 계획의 핵심목표는 학부생 위주가 아닌 대학원 중심 대학으로의 전환이었다.

그 시기 서울대학교 치대의 대학원 교과과정은 1981학년도부터 기존 5개 계열(치의학 I, II, III, IV, V)을 구강병리해부학계열(구강병리학, 구강해부학), 구강보건학계열(예방치과학, 치과교정학), 구강생물학계열(구강미생물학, 구강생리학, 구강생화학, 치과약리학 치과재료학), 구강외과학계열(구강외과학, 구강진단학, 치과방사선학), 수복치과학계열(보존학, 보철학, 소아치과학, 치주과학)로 운영하였고, 1989년부터는 16개 전공 교과과정(구강미생물학, 구강병리학, 구강생리학, 구강생화학, 구강외과학, 구강진단학, 구강해부학, 소아치과학, 예방치과학, 치과교정학 치과방사선학, 치과보존학, 치과보철학, 치과약리학, 치과재료학, 치주과학)으로 운영하였다.

　1980년대에는 치의학 교육 및 연구를 위한 지원이 한층 강화되었는데, 서울대학교병원 제3진료부에 임상구강병리과가 신설(1981.1)되면서 9개의 진료 및 지원과가 갖춰졌을 뿐만 아니라 치과대학 운동장 북쪽에 치과 진료부 창고가 신축(1984. 7)되었다. 한편 미국 교육 EXIM차관(1981~1982)으로 약 50여 만 달러에 해당하는 연구장비(48종 194점)가 지원되며 실습실 개선 및 기초치의학 연구환경도 더욱 보강되기 시작하였으며, 1988~1991년에는 제3차 OECD교육 차관을 받아 주사전자현미경 및 투과전자현미경 등 160여 만 달러에 달하는 연구장비(102종 455점)가 도입되어 선진연구 수행의 기반 조성이 이뤄졌다.

　1990~1991년에 제3차 OECD교육 차관(2차분)에 의해 Ultramicrotome 등 365,046달러에 해당하는 연구기자재(30종 37점)가 도입되어 선진연구 수행의 기반 조성이 이뤄졌다. 1988년에는 국고차관 사업비로 4층 조직·병리학실습실에 16대의 TV 모니터와 비디오레코더 2대를 설치하였다. 경제적인 지원도 풍부했는데, 1980년대에는 대우학술기금, 대학발전기금, 문교부 연구비, 산학협동재단, 서울대학교병원 임상연구비 및 특진연구비, 한국과학재단, 한국학술진행재단 등의 지원이 이어졌다. 교수들의 수준도 한층 향상되었는데 서울대학교 병원과 문교부에서 해외연수를 지원함으로써 해외 유학을 마치고 귀국한 교수들은 선진화된 연구를 수행하였으며 학생들의 교육수준을 높이는데 이바지했다.

　1981년부터 1985년까지 교수들의 논문 발표 수는 791편에 달했고 전반적으로 수준 높은 연구가 이뤄졌다. 연구결과들은 다양한 학술지와 세미나

표5 1980년대 개최된 치과교육 워크샵

일자	주제	장소
1981.4.6~7	Seminar for Oral Health	서울대학교 치과대학
1982.1.30	치과교육 워크샵 1) 한국 치과교육의 문제점 2) 교육과정 작성계획 3) 학습평가에 대하여(전국치대 후원·서울치대 주최)	온양관광호텔
1982.9.27	Clinical Assessment in Dental Education	서울대학교 치과대학
1983.2.5	Educational Principles	서울대학교 치과대학
1983.6.28	New Course Development	서울대학교 치과대학
1984.1.21~22	서울대 치대 교과과정 워크샵 현행 치대 및 대학원치의학과 교과과정의 문제점 제시 및 개선 또는 해결방안	서울대학교 치과대학
1986.8.22~24	대학원 중점교육 워크샵	서울 아카데미하우스
1987.8.22~23	1987학년도 하계 대학발전 세미나 : 교과과정 개편의 기본 방향	와이키키 수안보 관광호텔
1988.2.13	1987학년도 동계 대학발전 세미나 1) 교육목표 설정 2) 치학개론 교육 계획 3) 졸업종합시험의 개선방안 4) 학위논문 심사제도의 개선방안 5) 치학교육연구동 신축계획	서울대학교 치과대학

일자	주제	장소
1988.8.13	1988학년도 하계 대학발전 세미나 주제 : 현행 교육과정의 평가 분과주제 : 1) 기초교육의 개선방안 2) 임상전단계 교육의 개선방안 3) 임상실습교육의 개선방안 4) 1989학년도부터 시행이 가능하다고 생각되는 현행 교과과정의 점진적 개편 모형	서울대학교 치과대학
1989.8.12~13	1989학년도 하계 대학발전 세미나 주제 : 현시대에 부합되는 교육과정 개발 분과주제 : 1) 교과목의 신설방안 2) 학사과정 통합강의의 개설문제 3) 기초·임상교과목의 연계성 제고 방안 4) 대학원 치의학과 교육과정의 개선 방안	충남·유성 리베라호텔
1990.2.17~18	1989학년도 동계 대학발전 세미나 주제 : 2000년대 우리나라 치의학교육의 방향 분과주제 : 1) 기초교과목의 연계 2) 기초교과목과 임상교과목간의 연계 3) 임상교과목간의 연계 4) 임상전단계 실습과 임상실습간의 연계	인천·송도 비치호텔
1990. 8. 11	1990학년도 하계 대학발전 세미나 주제 : 치의학교육과 첨단기기의 활용	서울대학교 호암미술관

에서 발표되었고 국제학술지의 논문게재와 국제학회의 논문발표가 증가했다. 국제교류 또한 활발해졌는데, 1983년에는 서울대학교와 동경의과치과대학 간에 자매결연을 맺으면서 국제치의학계에 대한 견문을 서로 넓히는 기회의 장이 마련되었다. 1990년 7월에는 서울대학교 치과대학 구성원들이 동경의과치과대학을 방문하였고 8월 27일에는 반대로 동경의과치과대학에서 서울대학교를 방문하며 치의학도로서의 사명감을 높임과 동시에 한일 치과대학간의 우의를 다짐으로써 긍정적인 면학분위기를 조성하고자 했다.

읽을거리

치과대학과 대학원의 교육목적 및 목표(1988.4.1)

치의학과 학사

치의학에 관한 기본적인 연구와 진료능력 및 사회에 대한 봉사정신과 사명감을 갖춘 치과의사를 양성함을 그 목적으로 한다. 교육을 이수한 자는 다음과 같은 능력을 갖추어야 한다.

1. 구강질환을 진단, 치료 및 예방할 수 있는 기본적인 지식과 기술을 갖는다.
2. 치의학과 관련된 기초과학을 이해하고 이들 지식을 임상적 문제해결에 응용할 수 있는 능력을 갖는다.
3. 지역사회의 공중구강문제를 올바르게 파악하고, 이를 해결할 수 있는 능력을 갖는다.
4. 치의학 및 그와 관련된 학문의 창의적인 연구를 수행할 수 있는 능력을 갖는다.
5. 졸업 후 계속 교육을 통하여 발전하는 치의학을 이해하고 자기개발을 할 수 있는 능력을 갖는다.
6. 치과의사로서의 사명감, 책임감 및 윤리의식 등 폭넓은 인간성을 갖는다.

대학원

대학원 치의학과 교육은 치의학의 기초 및 임상분야와 그와 관련된 학문의 연구 및 교육을 능동적으로 수행할 수 있는 고급인력을 양성함을 그 목적으로 한다.

1. 급속히 발전하는 치의학의 지식을 습득하여 기존의 연구결과를 비판하고 새로운 문제점을 제기할 수 있는 창의적인 사고력을 갖는다.
2. 계속적 연구활동을 통하여 치의학의 발전에 공헌하며 제기된 문제점을 해결할 수 있는 능력을 갖는다.
3. 습득한 지식과 기술 및 연구결과를 교육할 수 있는 치의학자로서의 자질을 갖는다.

10

21세기를 준비하기 위한 치과대학 발전방안

도약과 21세기 준비

세계적으로 경제 호황이 정점을 찍던 1980년대를 지나 1990년대는 정보혁명이 시작되는 시기로 통신기기 등이 등장하게 되고, 월드와이드웹의 등장으로 인해 국경 없는 세계가 등장하게 되었다.

휴대전화, 무선호출기, 고성능 컴퓨터, IT 기술의 발전이 급속화되어 하루하루가 다른 모습으로 세계의 하나되어 가던 시기였다. 사람들의 먹고 마시고 듣고 보는 모든 방식이 하루가 다르게 혁명적으로 바뀌게 된 것도 바로 이 IT 기술의 발전을 통해 이루어졌다.

컴퓨터의 등장으로 현재 각광받고 있는 IT 계열의 산업군들이 급격한 발전을 이루던 초기의 시기라고 해도 과언이 아니다.

1990년대는 소련과 미국의 냉전이 종식된 시기였으며 미국 중심의 국제 질서가 확립이 되었다고 볼 수 있을 것이다. 사회주의의 붕괴로 인해 세계는 하나의 시장으로 통합을 이루었고 교통과 통신이 발달하게 되면서 본격적인 세계화의 물결이 거세게 일어났다. 대한민국의 경우 1988년 서울 올림픽 개최의 효과로 경제 호황의 정점을 찍었던 황금기였지만 1994년 세계화 선언, 1995년의 우루과이라운드 타결, 1996년 유통시장 개방 이후 1997년 외환위기(IMF)로 경제적인 큰 시련을 겪어야 했던 매우 혼란스러운 시기였던 것이다.

1990년 서울대학교는 어떤 변화의 모습을 가지게 되었을까? 1987년부터 1999년까지 서울대학교는 대학의 민주화 실현을 위하여 경주하는 시기로 1987년 1월 21일 서울대학교 장기발전계획을 발표하였고, 이때 국제수준의 대학원 중심대학을 선언하였다. 21세기를 준비하기 위하여 학부의 교육을 더욱 강화해 나가기 위한 계획을 수립하고 실현하기 위한 도약을 시작하였다.

이 시기 세계 치의학계는 바야흐로 질병에 따르는 전문성과 세분화 추세가 두드러지고, 이를 통한 발전이 가속화됨에 따라 치과병원에서도 급속히 발전하는 세계 치의학조류에 대처하기 위해서는 진료과목의 분과 및 특수 클리닉 신설 등이 절실히 요구되었다. 따라서 1981년 3월 본원의 장기발전기획위원회에서 다가오는 21세기에 본원이 세계속의 병원으로 도약하기 위한 장기발전 계획의 일환으로 소아병원 건립 후 치과병원을 건립하는 사안을 가시화했다. 바로 이때가 치과진료부에 의해 치과병원이 건립된 역사적인 시기라고 볼 수 있다.

이러한 시대적 조류에 따라 한국 치의학 분야에서도 이전보다 매우 적극적으로 해외 학술활동 및 교류를 시작하게 되었으며, 급변하는 치의학조류에 대처하고 최신 지견을 교환하고, 세계학회에 적극적으로 연구결과를 발표함으로써 치의학 분야를 선진국 대열에 진입하기 위한 경주를 가한 매우 중요한 시기라고 할 수 있다. 1990년대에는 인구 10만 명 당 치과의사 수가 17.8명 정도의 수였으며, 1990년 시점에 치과의사 수는 국내 7,620명, 치과의원은 5,286개소, 이시기 치과병원은 6개소로 집계되고 있다. 치과의사의 수가 증가하는 것과 같이 치과병원과 의원의 수가 본격적으로 증가하기 시작한 시점이라고 볼 수 있다. 이러한 치의학 분야가 점차 정보기술의 발달과 빠른 경제적 성장 및 발전에 따라 고도화된 시기에 어떤 변화와 역할을 하였는지 살펴보자.

치과병원 건립

법인화 이후 치과진료부는 독자적인 치과병원을 갖지 못하고, 20년 전인 1970년도에 학생 400명을 위한 교육과 연간 8만 명의 내원 환자 진료를 위해 치과대학 건물을 빌려서 사용해 왔다. 이 시설은 낡은 건물로 현대적 치과임상 실기교육의 특성과 고도의 치과임상연구 및 급증하는 환자들의 진료공간으로는 크게 부족할 뿐만 아니라 노후 시설을 최신설비로 교체하기에도 부족한 시설이었던 것이다.

연간 5% 이상의 환자 증가 및 의료보험 확대 실시에 따라 내원환자의 증가 등으로 인하여 치과대학으로부터 임대하여 사용하였던 1,424평의 진료시설로는 대학병원의 기능을 수행할 수는 없었기에 진료공간의 확충이 매우 절실한 형편이었다.

더군다나 명실공히 전국 치과대학 병원의 선도적 역할을 수행해 온 서울대학교 치과대학은 치의학교육 요원의 양성 및 배출을 위한 치과교육 병원으로써의 제반 시설 등을 갖추지 못하였고, 치과대학생의 임상실기 교육이 선진국의 경우 1~2학년부터 실시되고 있었지만, 치과진료부에서는 교육시설이 턱없이 부족한 상황이었으므로 3학년 2학기부터 진행된 학생 임상교육의 내실화를 꾀기에는 어려운 상황임에는 분명하였다.

1989년 12월 22일 치과진료부 교직원들의 오랜 숙원사업이었던 치과병원의 신축공사의 착공식이 조완규 서울대 총장, 한용철 원장, 유동수 치과진료부원장, 김명국 치대 학장, 이종수 치협회장, 이춘근 치대 동창회장을 비롯, 1백여 명의 교직원들이 참석한 가운데 구 창경초등학교 부지에서 진행한 역사적인 날이었다.

당시 서울대학교 병원 치과진료부는 11,093m^2(3,355평)의 대지면적의 지하 1층 지상 8층 규모로 하루 1천여 명의 외래환자와 40병상의 입원환자 진료 능력을 보유한 국내 최대 규모의 치과병원이었다. 한국의 치의학 분야에서 명실 상부한 국가 중앙치과병원으로서의 기능과 사명을 완수하고 치의학 발전과 국민 구강보건 향상에 기여함은 물론 세계 속의 치과병원으로 도약하기 위한 새 터전을 마련하게 된 것이다. 새 치과병원은 당초 1992년 말 완공할 계획이었으나 공사 진행 중 설계 변경 등으로 다소 공사가 연장되어 1993년 5월중에 준공되었다.

새 치과병원의 운영 계획에 따르면 교육면에서 학생 종합진료실의 설치 운영, 전공의 전담 책임교수제도 실시, 연구면에서 임상 전임의와 연구 전임의 제도 실시, 중앙연구실 설치운영, 진료면에서 진료과 신설, 치과 병동 운영, 특진실 운영, 진료 지원부서의 확충 등을 추진사업으로 설정하였다.

1993년부터 2003년까지 서울대학교병원 치과진료부 치과병원의 진료실 모습은 사진으로 확인할 수 있다. 학문적 세분화와 질병의 전문성에 따라 능률적이고 합리적인 진료를 위하여 진료과 및 분과 신설을 고려하였으며, 치과병원 운영의 특수성에 따라 치과병동, 수술실, 회복실은 치과병원

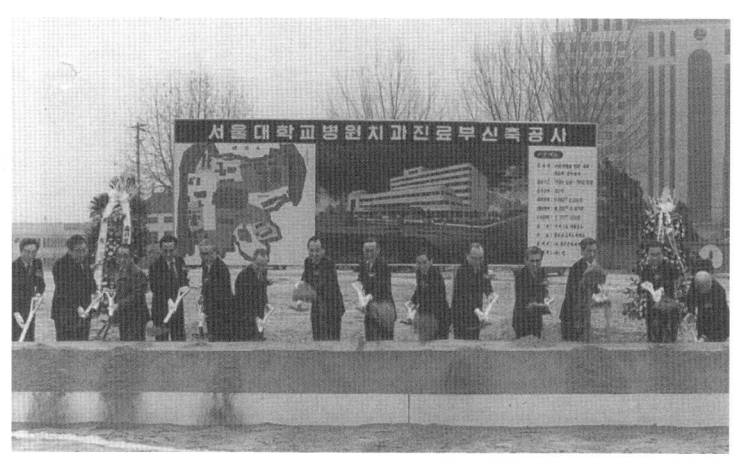
서울대학교 병원 치과진료부 신축공사 기공식(1989.12.22)

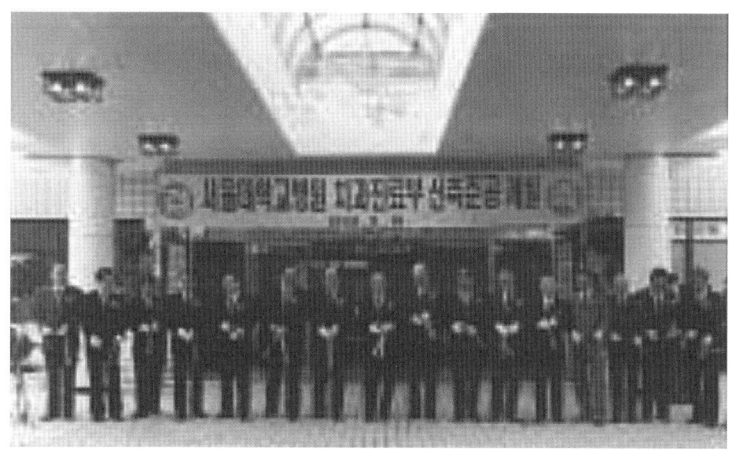
신축 치과병원 준공 기념식(1993.5.18)

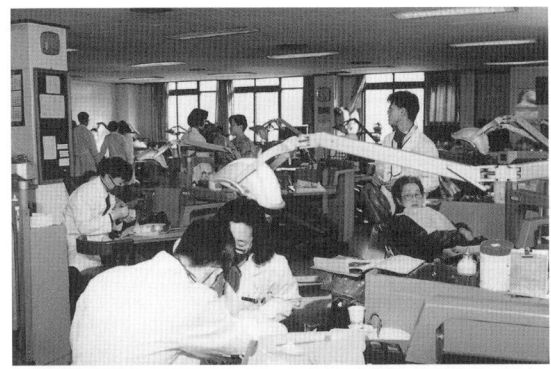

치과보철과

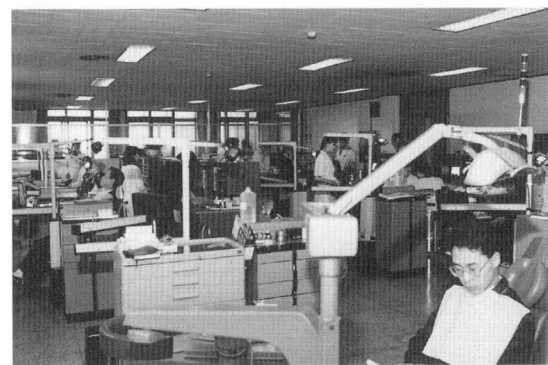

치과보존과

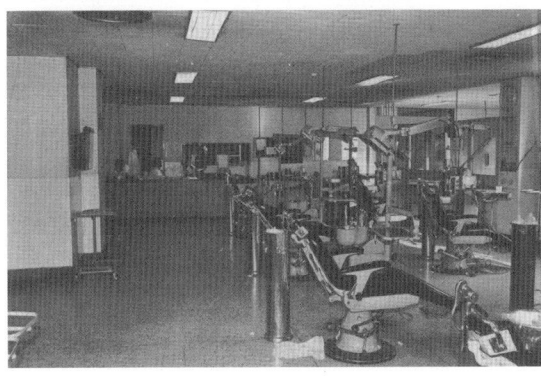

구강악안면외과

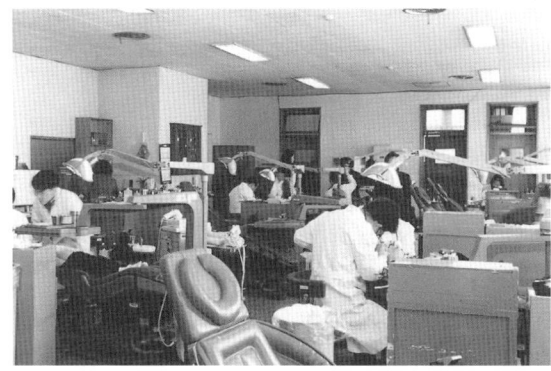
소아치과

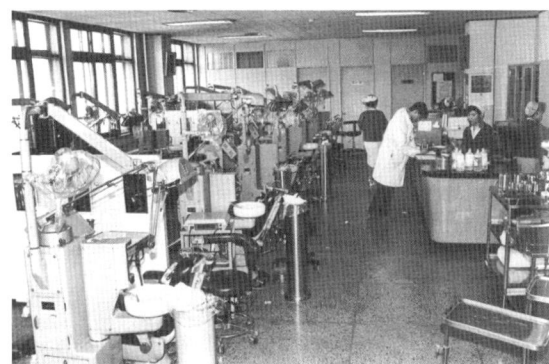
치주과

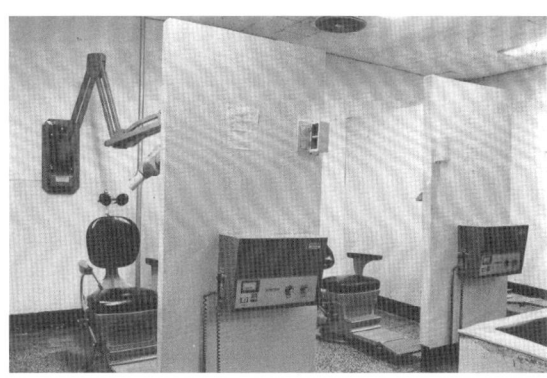
영상치의학과

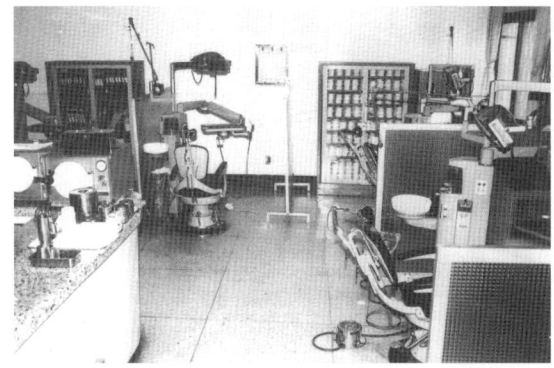

구강내과

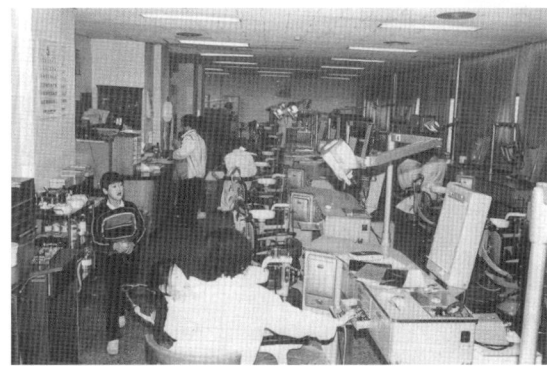

치과교정과

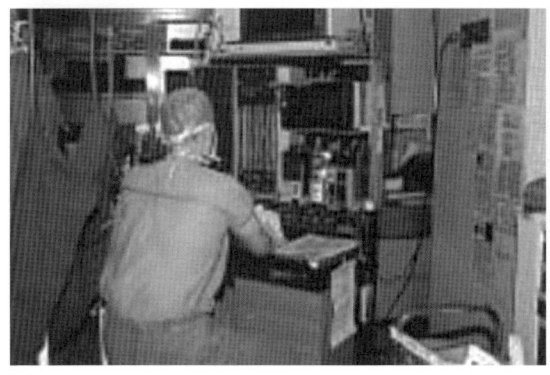

치과마취과

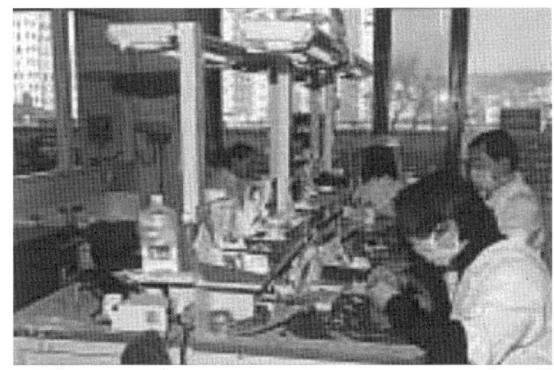
기공실

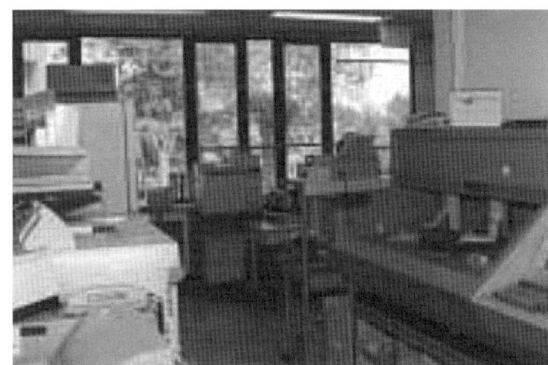
임상검사실

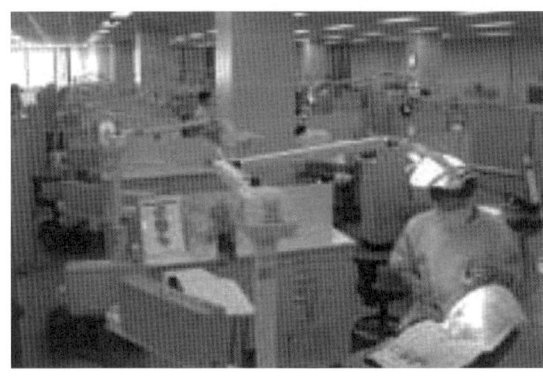
종합진료실

10. 21세기를 준비하기 위한 치과대학 발전방안

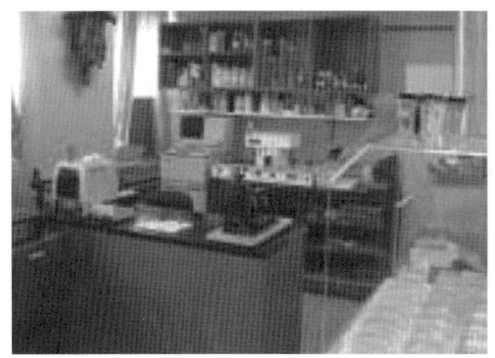
구강병리과 조직검사실

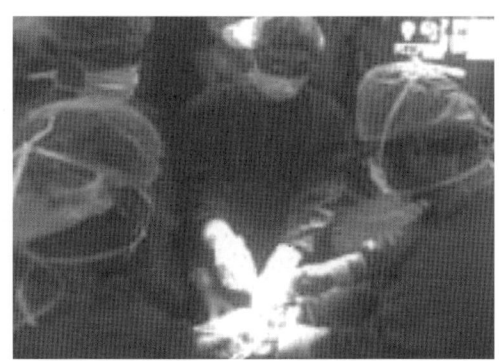
구강악안면외과 수술실

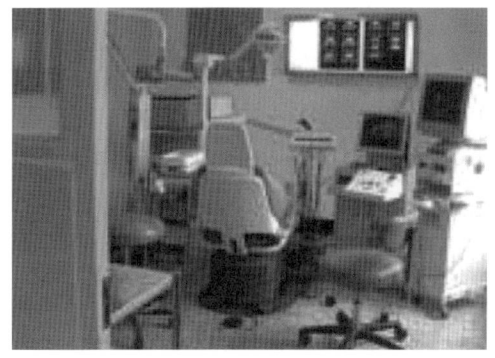
임플란트실

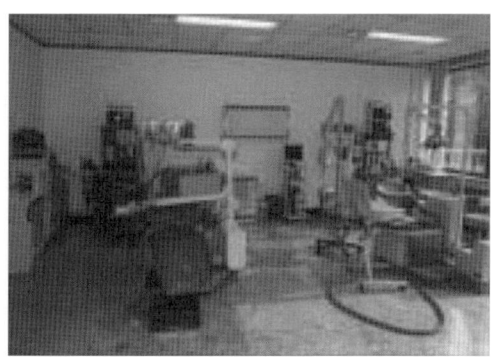
장애인 진료실

에 두었다.

현재 존재하는 9개 진료 각과는 환자진료와 학생교육 및 전공의 교육을 동시에 운영하여 효율적인 외래 운영이 되지 않아 환자 외래진료실과 학생 임상교육을 위한 학생 중앙진료실을 분리·운영하게 되었다. 구강외과는 외래환자 중 매복발치 등 간단한 수술에 필요한 소수술실을 별도로 확보하기로 하였다.

중앙 특진실과 과별 소규모 특진실의 분리·운영을 원칙으로 하였으며, 여러 진료과에서 관여하는 특수 클리닉을 설치하여 환자 중심으로 전인적, 포괄적 진료를 수행한다. 단계적으로 특수 진료과목을 확대·설치하였다. 또한 환자진료 능률화를 위해 의무기록실, 공급실, 약국, 식당, 행정지원관리부서는 기능적으로 확장해 나갔다. 뿐만 아니라 진료 정보 처리, 연구 자료 활용, 사무 관리, 정보 처리를 위한 전산시설을 독립 운영하였다.

대학교육의 발전방안 추진

당시 서울대학교는 대학원 중심대학으로 전환계획을 가지게 되면서, 치과대학에서도 대학원생의 증원과 학부 학생의 조정으로 인해 이에 준한 임상교육을 계획하기 시작하였다. 3학기동안 시행되었던 임상실습 기간은 최소한 4학기 이상 실시하게 되었고, 실기 교육 역시 직접임상실기 교육 체제로 전환하게 되었다. 이때부터 학생 중앙진료실을 설치하여 운영하게 되었는데, 임상실기 교육을 담당할 임상과로 보존과, 보철과, 치주과, 구강외과로

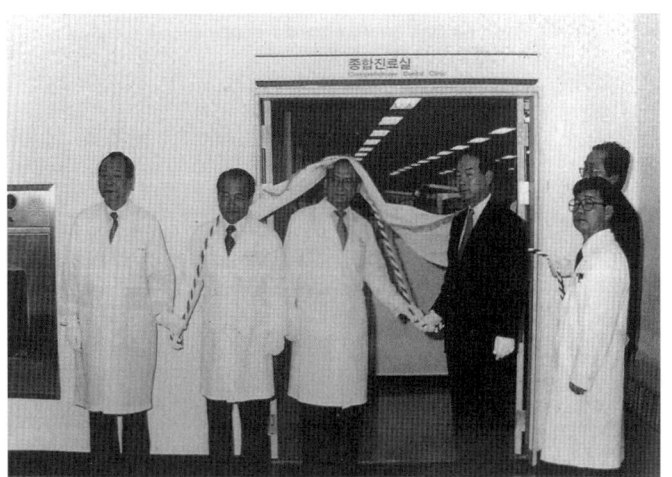
전국 최초 치과대학생 임상실습을 위한 종합진료실 개설(1993.8.2)

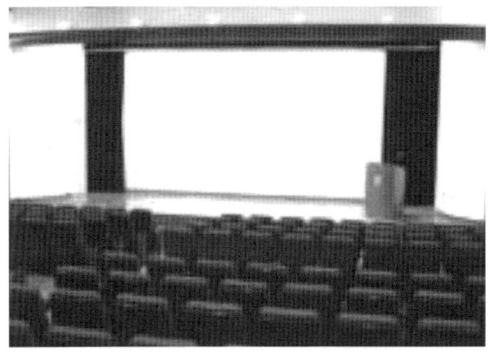
임상교육연구동 대강당

구성하였다.

이 시기에는 치과대학 학생들 교육의 수월성을 추구하기 위하여 많은 혁신적 변화가 일어났다. 학생교육의 발전방안으로 실기 실습용 강의실을 갖추고, 학생행사 및 대단위 교육을 하기 위한 대·소강의실을 제대로 갖춰 나가기 시작하였다. 뿐만 아니라 임상교육 조기 노출에 따르는 현대식 임상진료실 및 기공실을 갖추며, 개인 및 소그룹 교육에 필요한 시청각 교육실과 자율학습실을 갖춰 학생교육의 환경여건을 개선하기 위한 방안도 마련하고자 하였다. 당시 신축으로 새롭게 만들어진 임상교육연구동의 대강당의 모습이다.

대학기구, 부속기관 등 관련 기관의 발전

1990년대는 세계적인 연구역량의 발판을 마련하기 위한 발돋움에 많은 노력이 증폭된 시기라고 할 수 있다. 그 토대를 마련하기 위하여 치의학임상교육연구동과 함께 치의학박물관을 신축하는 등 치과대학의 기구를 정비하기 시작하였다. 1992년에는 신축된 치과병원의 운영을 위한 발전 세미나를 개최하여 미래지향적 방향을 설정하기 위한 논의의 장을 마련하게 된다. 교육 및 진료 기능의 질적 향상과 새로운 진료술식 개발을 위하여 각 과별 임상연구실을 운영하며 향후 대단위 연구를 위한 중앙연구실의 설치 운영을 고려하는 자리였다. 또한 대학과 유기적이고 종합적인 연구계획을 수립하기도 하였으며, 연구 담당 교수를 임명하여 총괄 관리하도록 하였다.

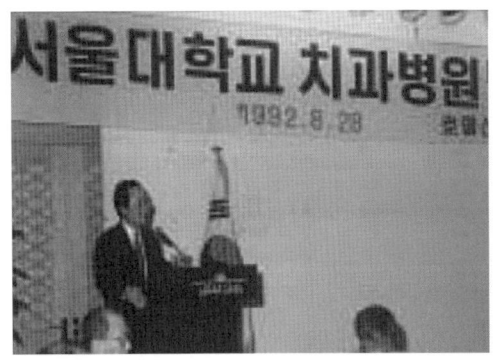
신축 치과병원 운영에 관한 발전 세미나(1992.8.28)

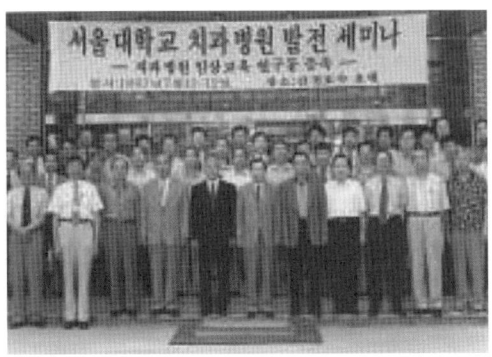
치과병원 임상교육연구동 증축을 위한 치과병원 발전 세미나

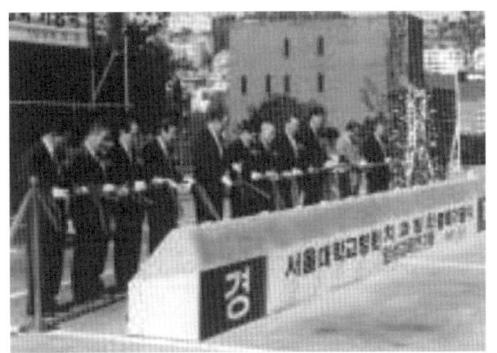
치과병원 임상교육연구동 착공식(1998.5.8)

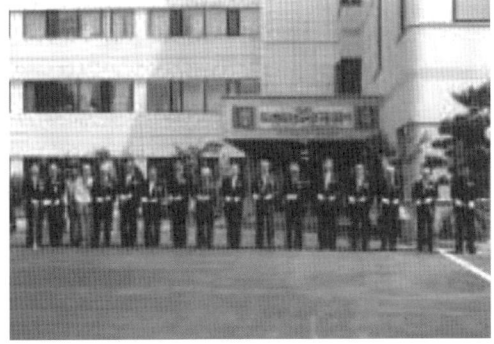
치과병원 임상교육연구동 준공(2000.5.18)

이미 언급한대로, 국가 중앙 치과병원으로서 역할과 기능 수행에 필요한 국제적인 수준의 치의학 임상연구동을 건립하여, 체계적이고 조직적인 교육, 연구활동을 통해 임상치의학 관련 분야의 수준을 높이고 나아가서는 국공립, 민간 연구소와의 공동 연구를 활성화함으로써 국민 구강보건 향상에 기여코자 하였다. 국내외적 환경에 대응할 수 있도록 치과 병원 임상연구동은 고도 기술이 요구되는 난치성 전문의료와 국가 의료정책과 직결된 치의학 관련 임상연구를 수행하고 기초과학과 임상과학의 연계를 통한 치의학 연구의 활성화와 임상 관련 전문가 집단 육성 등의 기능을 수행코자 하는 목적이 있었다. 이는 1996년 서울대학교 치과병원 임상교육연구동 건립을 승인한 이후로 추진되었으며, 기초치의학 분야 및 임상연구 분야의 연계와 발전에 따른 선도적 역할을 수행하고자 하였다.

1997년도에는 임상교육연구동 증축을 하기 위한 발전 세미나를 열어 서울대학교 병원 구내 치과진료부 남측으로 지하2층 지상8층이었으며, 1998년 5월 8일에 임상교육 연구동 착공식을 진행하였고, 그로부터 2년 뒤인 2000년 5월 18일에 준공되었다.

임상교육 연구동은 국내외 치과교육 병원의 선도적 기능 수행을 하는 목적으로 국제 수준의 체계적이고 조직적인 임상치의학 연구를 수행해 왔으며, 산학연 공동연구를 통해 지금껏 세계적인 국내 치의학 분야의 연구활동을 주력하여 온 역사적 장소라 할 수 있다.

11

치과대학의 새로운 밀레니엄

새로운 밀레니엄의 시작과 더불어 서울대학교 치과대학은 교육영역에서 전문대학원 체제로의 변화, 연구영역에서 BK21 사업을 통한 새로운 국면으로의 도약을 준비하며 규모와 역량에 있어서 압도적인 변화를 이루었다. 서울대학교 치과대학은 2001~2007년에 장기발전계획을 마련하여 치의학 분야의 선도대학으로 교수요원과 우수한 구강보건 전문인력을 양성하고, 연구중심 대학으로 발전하여 세계적 수준의 연구실적 창출과 구강보건 전문인력 및 연구자의 양성을 목표로 삼았다. 이와 같은 목표를 달성하기 위한 노력은 크게 교육영역에서 전문대학원 체제로의 변화와 연구영역에서 단과대학 독자적으로 수행한 BK21 사업을 통하여 이루어졌다. 이 장에서는 서울대학교 치과대학의 새로운 밀레니엄 첫 도약의 10년을 전문대학원 체제로의 변화와 BK21 사업이라는 큰 틀에서 살펴보고자 한다.

전문대학원 체제로의 변화

전문직업인 교육영역에서 전문대학원 체제로의 변화는 1990년대 문민정부의 신교육체제 수립을 위한 교육개혁 방안 중 한 가지로 거론되던 것이다. 1990년대부터 서서히 불을 지피던 전문대학원 제도의 도입은 2000년대 초부터 본격적으로 수면 위에서 논의되기 시작하였다.

서울대학교 치과대학은 2001년에 장기발전계획을 수립하고, 치의학 분야의 선도대학으로 교수 요원과 우수한 구강보건 전문인력 양성, 세계적 수준의 연구실적 창출과 연구자 양성을 목표로 치의학 전문대학원 체제를 만들고 이 체제에 요구되는 학사제도와 교육과정 및 연구환경을 갖추는 것을 기본 발전 방향으로 삼았다. 이에 2002년 치과대학을 치의학 전문대학원체제로 전환키로 결정하고 치의학대학원 준비위원회 규정을 제정하여 2002년 4월 13일 전문대학원 출범을 준비하기 시작하였다.

서울대학교 치과대학과 같이 의학, 치의학, 약학, 법학 등 전문직업인을 양성하는 교육 분야에 대해 2000년대 이후의 큰 흐름은 기존의 4년제 학부제, 혹은 2+4 학제를 4+4 학제로 전환하고자 하는 것이었다. 이와 같은 전문대학원 체제가 어디에서부터 문제제기가 되어 추진력을 가지게 되었는지에 대해서는 다양한 의견들이 존재하지만 이 중 중요한 논의들을 짚어 보면 다음과 같다.

첫째, 전문직업인이 본격적인 직업역량을 함양하기 이전에 다양한 학문분야의 기초지식을 가지고 전문직업인 영역에 진입하는 것을 사회적으로 기대했다는 점이다.

둘째, 의료 선진국(주로 미국)과의 보건의료계열 학제 균형으로 글로벌 시대를 대비하고자 하는 것이다.

셋째, 보건의료계열 입학을 위한 치열한 입시경쟁으로 인한 사회문제를 해소하는 것이다.[1]

이와 같은 목적을 달성하기 위하여 새로운 밀레니엄의 도래와 더불어 우리나라의 보건의료계열은 전문대학원 체제로 전환하였고, 이러한 시도는 향후 치과대학을 포함한 한국의 전문직업인 교육영역에서 교육기관의 내외적 교육환경에 큰 영향을 주었다. 현재는 법학전문대학원을 제외하고 의학, 치의학, 약학 등 보건의료계열의 대부분 교육기관은 전문대학원 체제로 전환했다가 다시 학부에서 신입생을 선발하는 체제로 전환하였는데, 그 과정 속에서 치과대학의 교육이 어떠한 변화를 겪어왔는지에 대하여 교육 역사의 측면에서 주목해야 할 부분이 많이 있다.

치의학 전문대학원 전환 준비기의 국내외적 동향

서울대학교 치의학대학원이 전문대학원으로 전환을 준비하던 시기의 치과대학을 둘러싼 국내외의 동향을 살펴보는 것은 그 당시 변화의 흐름을 이해하는 데 도움을 줄 것이다.

먼저 치의학교육과 관련된 2000년대 초반의 전세계적 동향을 살펴보면, 세계화와 포스트모던의 흐름, 지식기반의 산업구조를 들 수 있다. 새로운 밀레니엄이 도래하면서 세계화가 가속화되고 전지구적인 인력의 이동이 활발해졌다. 이러한 흐름은 전문직업인 교육의 목표와 기준을 표준화하는 것을 요구했고, 그 결과 역량(competency)이라는 개념이 전문직업인 교육의 핵심 키워드가 되었다. 2000년대 초반부터 전문직업인 교육 영역에서 교육인증제도가 활성화되었던 것은 이러한 변화를 기반으로 한다.

포스트모던의 동향은 모더니즘적 지식의 권위에 문제를 제기하면서 지식의 실제적 유용성에 초점을 맞추도록 하였다. 따라서 전문직업인 영역에서도 구조화된 지식의 체계보다 실제적인 '실행능력'에 주목하게 되었고, 이것은 전문직업인 교육 방식의 변화를 요구하게 되었다.

지식기반 산업구조로의 변화는 기존 지식을 배워서 잘 활용하는 전문직 업인을 넘어서서 분과학문의 경계를 넘는 문제의식과 사고, 아이디어 개발 능력을 요구하게 되었다. 따라서 전문직업인 교육의 영역에서도 기존의 지식과 기술 중심의 교육을 넘어서는 평생학습자로서의 기본 역량을 함양하는 것을 교육의 핵심과제로 삼게 되었다.

이와 같은 전세계적인 동향과 더불어 치의학교육과 관련된 국내 동향을 살펴보면 가장 주목해야 할 사항으로 치의학교육평가원 설립이 준비 단계에 있었다는 점이다. 이것은 세계화와 더불어 이루어지는 보건의료계열의 교육인증체제 흐름 속에서 이루어진 것으로 장기적인 관점에서 치의학교육의 국제화와 교류 가능성을 준비하고자 하는 의미가 있었다. 이 당시 ADEE(Association for Dental Education in Europe)의 역량 규정을 설명한 문서를 살펴보면, 유럽의 경우 치의학교육에서 달성할 공동 역량을 규정하고 유럽 내의 어떤 치과대학에서 수학하더라도 치과의사의 자격을 상호 인정하고 치과의사 인력이 유럽 내에서 자유롭게 이주 및 진료를 할 수 있도록 하기 위한 시도가 반영되어 있었다.

그 당시 치의학교육평가원 설립준비 과정에 이재일 교수, 김각균 교수, 김민강 BK교수, 지영아 연구원 등이 깊이 관여하였다. 치의학교육평가원 설립은 치과대학 교육이 외부 평가에 부응하는 체계를 갖추어야 한다는 것을 의미하였으므로, 그 평가의 핵심 키워드인 '역량중심 치의학교육(competency-based dental education)'에 부응하는 체제로 교육과정 자체를 변화시켜야 할 시대적 요구에 직면하게 되었고, 서울대학교 치과대학도 2007년부터 본격적으로 치과대학 평가에 요소인 치과대학 교육의 미션, 비전, 핵심 가치 등을 수립하기 위한 대대적인 의견수렴 과정이 이루어졌다.

전문대학원 체제 준비 및 체계화

서울대학교 치과대학은 1959년 치의예과가 신설되어 예과 2년과 본과 4년으로 이루어진 '2＋4 체제'가 오랫동안 시행되어 왔으나, 2002년 2월 21일 치과대학을 전문대학원으로 전환하기로 결정하고 교육인적자원부에 통보(2002. 3. 5)함으로써 2003년부터는 치의예과 신입생 선발이 폐지되고 단계적으로 전문대학원 체제로 전환되었다.

서울대학교 치과대학은 여러 차례 교수회의에서 토론되었던 전문대학원 체제의 도입 계획을 2002년 1월 31일에 임시교수회의에서 학장에게 위임하도록 의결하였고, 이후 2002년 2월 21일에 본부 학장회에서 전문대학원 체제로 전환을 결정하고 2002년 3월 5일에 이를 교육인적자원부에 통보하였다. 한편 전문대학원 도입을 위한 준비위원회의 규정이 기획위원회(2002. 3. 20)와 전공주임교수회(2002. 4. 1)의 의결을 거쳐서 교수회에서 통과됨에 따라 준비위원회 산하에 3개의 실무위원회, 즉 교육과정개발실무위원회, 치의학교육입문시험(Dental Education Eligibility Test, DEET) 개발실무위원회, 입학시험실무위원회를 구성하고 전문대학원 제도 도입에 다른 제도보완을 위한 연구가 추진되었다(기획위원회, 2002. 5. 21). 교육인적자원부에서는 전문대학원체제로 전환하는 전국 6개 치과대학의 학장으로 구성된 치의학전문대학원추진단을 구성하고 교육과정 개발에 필요한 연구비를 지원하였으며, 각 대학에 전임교원의 증원 및 특별예산 등을 지원하였다.

서울대학교 치과대학에서는 대학과 치과병원의 주요 현안이 있을 때 이를 모든 교수가 함께 논의하기 위해 매년 여름 혹은 겨울방학에 대학발전 세미나를 개최하여 여기서 도출된 의견에 근거하여 관련 위원회가 구체적인 방안을 마련하였다. 대학발전 세미나에서 2000년대에 논의되었던 주요 안건들은 치과병원 분립, 전문대학원 체제 도입, 일반대학원 교육 및 대학의 경쟁력 강화 방안 등이었는데, 이 중 전문대학원 준비 과정에 대한 내용을 구체적으로 살펴보면, 전문대학원체제에서의 기본적인 교육방향 설정(2002년), 교육과정 수립(2003년), 치의학전문대학원 학위과정 운영방안(2004년), 전문대학원 교육 및 학사제도(2006년), 치의학대학원 교육과정 및 교육평가에 관한 사항(2010년) 등이 논의되었다.

전문대학원 체제 전환을 위한 제 규정의 제/개정 및 정비도 체계적으로 이루어졌는데, 2002년 치과대학을 전문대학원체제로 전환하기로 결정하면서 4월 13일 치의학대학원 준비위원회 규정을 제정하고, 치의학대학원 신입생을 위한 개편 교육과정의 운영과 새로운 교육과정의 연구와 개발 등을 위해 교과과정위원회를 교육과정위원회로 명칭을 변경(개정 2004. 1. 29, 2005. 1. 31)하였다. 또한 치의학대학원의 교육에 관한 사항을 기획, 연구개발, 조정, 지원하기 위한 치의학교육실을 2004학년도부터 설치, 운영하면서 이에 필요한 규정과 세칙을 제정(2005. 1. 31)하였다. 2009년에는 치의학교육평가위원회 규정을 제정(2009. 6. 5)하여 치의학 교육의 평가제도와 절차 및 운영에 관한 사항을 주관하게 하였다.

서울대학교 치과대학이 기울인 노력

치과대학이 전문대학원체제로 전환됨에 따른 교육과정의 개발은 교육과정위원회를 중심으로 각 전공교실에서 1명의 위원이 참여한 위원회에서 연구되었으며, 전문대학원 교육과정은 통합교육을 기본개념으로 선택과목제, 자기주도학습을 위한 PBL(Problem-Based Learning), 실습 강화를 위한 subintern 및 extership 제도의 도입으로 새로운 치과의사의 역량을 강화하는 것을 목표로 삼았다. 2004년 10월 교수회에서 2005학년도 1, 2학기 교육과정이 인준되었고, 2004년 10월 1일에 전문대학원의 명칭을 '치의학대학원'으로 결정하였다. 치의학대학원을 졸업하는 학생은 전문석사학위를 받으며, 치과의사면허국가시험에 응시할 수 있는 자격을 가진다.

2005년 3월에 첫 입학식을 가지며 서울대학교 치의학대학원이 출발하였고, 교육과정은 그 후 매년 학년별로 추가되어 2007년에 비로소 전 학년 교육과정이 완비되었다. 교육과정은 이후 지속적으로 연구되어 개편되어 오고 있다.

전문대학원 체제 전환 준비를 하며 대부분의 보건의료계열이 직면한 문제는 예과교육과정에 내려와 있는 본과교육과정이었다. 예과교육과정에서는 교양과정을 이수하고, 본과로 진입하는 것이 기본적인 교육계획이었지만, 실제 교육과정 운영에 있어서는 본과의 교육과정들이 예과 교육과정으로 들어와 있는 부분들이 있었다. 그런데 이러한 상황에서 전문대학원으로 전환을 하기 위해서는 예과교육과정에 내려와 있는 교과목들을 다시 전문대학원 교육과정으로 돌려놓는 변화가 필요했다. 하지만 이미 기존의 본과교육과정은 포화상태였기 때문에, 예과에 편입되어 있던 교과들을 본과로 끌어올릴 수가 없었다.

실제로 서울대학교 치과대학에서도 치의예과에서 수업하던 4개 과목,

치과의사학(1학점), 치과해부학 및 실습(3학점), 치과조직학 및 실습(3학점), 치과생화학 및 실습(4학점)을 전문대학원 교육과정 속에 이동시켜야 하기 때문에 교육과정 개편이 불가피한 상황이었다.

이와 같은 상황 때문에 기존의 본과 교육과정을 근본적으로 변화시켜야 하는 상황에 직면하게 되었는데, 포화상태인 교육과정에서 겹치거나 비어 있는 부분을 찾아내어 구조조정을 하는 일이 필요하게 되었다.

교육과정 전체를 뒤엎을 수밖에 없는 상황에 직면하게 된 것이다. 기존의 교과목들은 과목이 개설된 이후 자율적이고 독립적으로 운영되어 왔기 때문에 교육과정 전체를 조망하는 조정은 시도되지 않았던 터라, 교육과정 전체를 들여다보며 이를 새로운 질서로 정립한다는 것은 엄청난 진통을 예고하는 것이었다. 따라서 이와 같은 작업을 추진하기 위하여 2003년 3월 31일 교과과정위원회 의결을 통해 '교과과정특별연구위원회'를 구성하였다.

개편되는 교육과정은 기본적으로 현행 교실 혹은 전공에서 가지고 있는 기존 학점과 수업 시수 등이 그대로 반영되도록 하며, 새로운 교육과정에 학점 및 강의 내용이 분산 및 통합되도록 개편하는 것을 원칙으로 하였다. 2004학년도 교육과정 개편안은 교수워크샵(2003. 5. 6)과 치과대학 발전세미나(2003. 7. 10) 및 보고회(3차: 2003. 8. 6; 8. 20; 9. 17)를 통해 의견을 수렴한 후 마련되었고, 전공주임교수회(2003. 12. 2)와 교수회(2003. 12. 9)의 의결로 결정되었다.

개편된 교육과정은 질환 중심의 통합교과 개념에 근거하여 7개의 통합교과목(인체의 이해, 구강악안면의 이해, 치아의 이해, 임상치의학, 치과와 사회, 임상실습, 선택 교과목)과 75개의 세부 교과목 그리고 165학점(임상실습 40학점,

선택 교과목 8학점, 종합평가 2학점 포함) 이수로 편성되었다. 특히 학생들의 자율적인 학습 기회를 보장하기 위한 선택과목은 3학년 1학기부터 개설하도록 하여 매 학기 개설된 교과목 중 두 과목을 선택하여 수강하도록 하였고, 이 모든 교육과정 운영에 대한 제반 업무는 치의학교육실을 설치하여 관장하도록 하였다.

2005학년도부터 치과대학이 치의학대학원으로 전환됨에 따라 이후 신입생을 위한 교육과정은 2004년 교육과정을 기본으로 하여 제정되었으며, 이후 논문연구 추가 및 치의학 종합평가 삭제 등의 변화가 있었고 교육과정 운영에 대한 교수들의 평가를 조사하여 전체적인 과목간 선후수 조정, 과목내 내용 조정 및 세부 교과목 신설에 대한 논의 과정을 거쳐 2006학년도 및 2007학년도 교육과정으로 재개편(교육과정위원회, 2005. 6. 28, 2006. 7. 28)되었고, 이후 큰 맥락에서는 동일한 교육과정으로 운영되고 있다.

이러한 모든 과정은 열정적인 논의를 불러일으켰고, 때로는 교육과정 편성을 위한 갈등도 불가피하였다. 하지만 이것은 이제까지의 교육과정 전체를 돌아보는 계기가 되었음에 틀림이 없다. 중복되었거나 타성적으로 운영되던 부분을 점검하고 대폭 수정하는 계기가 되었다. 하지만 이것은 전공교실별로 가지고 있던 권한에 영향을 주는 엄청난 변화였기 때문에 큰 혼란과 갈등의 출발점이 되었다.

그 당시 치의학교육의 국외 동향을 살펴보자면, 환자 중심 의료라는 과제가 대두되면서 졸업생들의 역량을 교육 효과의 목표로 삼는 역량 중심교육(competency-based education)이 새로운 화두로 떠오르고 있었다. 또한, 과목 중심이 아닌 질환 중심의 통합교과를 운영하는 것을 제안하였다.

'가르침' 중심에서 '배움' 중심으로 교육 패러다임이 변화하면서 PBL(Project Based Learning), CBL(Community Based Learning) 등이 중요 교육방법으로 제안되었다. 이에 따라 서울대학교 치의학대학원에서도 이러한 흐름을 수용하기 위한 다양한 노력을 기울였는데, 2007년 준공된 교육동의 공간 설계 방식이나 치의학도서관 역할의 재정의 등에 이와 같이 노력이 드러난다. 새로 지어진 교육동은 학생들의 소규모 팀학습을 위한 PBL룸이 대규모로 마련되어 실제로 전문대학원의 PBL수업에 활용되었으며, 치의학도서관도 적극적인 학습지원 센터로서 자리매김하기 시작하였다.

치과의사의 계속교육과 평생학습자로서의 정체성이 강조되기 시작하면서, 치의학교육연수원은 이러한 역할을 담당해야 할 기관으로 부상하였다. 임플란트 등 급변하는 치의학 지식과 기술의 계속교육을 위하여 서울대학교 치의학교육연수원은 치과의사를 대상으로 한 평생학습기관으로서 프로그램을 만들어 운영하기 시작하였다.

치과대학에 대한 지역사회 공헌의 요구도 커졌다. 치과의사가 사회 내 다양한 계층 및 연령의 구강건강을 위해 노력하고 지역사회의 건강권을 위해 노력해야 한다는 사회적 요구가 전지구적으로 커지면서 서울대학교 치의학대학원도 어린이, 장애인, 노인 등 다양한 연령 환자에 대한 고려와 더불어 사회적 약자의 구강건강의 문제에 대해서도 적극적으로 문제제기하며 활동을 시작하였다. 이뿐만 아니라 서울대학교 치의학박물관은 치의학교육 역사의 보전과 더불어 이러한 가치를 지역사회와 공유하기 위하여 어린이들을 대상으로 하는 다양한 박물관 체험 프로그램을 운영하면서 지역사회 속에서 치과대학의 역할과 위상을 알리기 시작하였다.

이와 같은 대내외적 상황 속에서 서울대학교 치과대학은 전문대학원 전환을 위해 다음의 노력을 기울였다.

첫째, 치의학교육실의 개설이다. 2005년 서울대학교 치의학전문대학원의 개설과 더불어 치의학대학원의 조직 및 기능에 관한 규정이 새로 제정되거나 기존의 각종 위원회의 규정도 개편되었다. 2004년 1월 29일 교육과정 개편과 원활한 교육 지원을 위한 치의학교육실이 신설되었다.

둘째, 치의학도서관 역할의 재정립이다. 서울대학교 치의학도서관은 2003년 3월 4일에 치과생체재료연구동 2층에 문헌열람실, 연속간행물실, 관장실 및 행정실을 갖추고 이전하였다. 도서관에는 2003년 당시 단행본 15,174책과 학술지 11,976책을 보유하였고, 비디오테이프 534점, CD(DVD) 45(5)점, 179종의 연속간행물과 전자저널 258종 및 e-book 119종을 구독하면서 점차 전자도서관으로서의 면모를 갖추어 나갔다.

셋째, 교육학 전공자의 영입이다. 치과대학의 교육을 위해서도 교육학을 전공한 연구 및 개발인력이 필요하다는 인식이 생기기 시작하여, 치의학교육 개발센터에 2004년 김민강 연구원을 비롯한 교육학 전공 연구인력이 연구와 개발을 담당하게 되었고, 치의학교육실에는 2007년 박보영 BK교수가 임용되어 치의학교육 관련 업무를 담당하게 되었다.

넷째, 교육동 신설로 실습과 자기주도학습을 위한 환경을 마련하였다. 2008년 2월 교육동이 개관되면서 학생들의 임상전단계 실습을 위한 쾌적한 공간이 마련되고, PBL을 비롯한 소규모 자기주도학습이 가능한 공간이 확보되었다. 교육동은 서울대학교 치과대학을 전문대학원 체제로 전환하기로 한 후 학생들의 자기주도학습 강화를 위해 2002년부터 계획되어 설계 예산이 확보되었다. 여러 해에 걸친 건축과정을 거친 후 2008년 2월 14일에 새로운 시대의 치의학교육에 필요한 장비 및 지원시설을 갖추고 개관하였다. 교육동은 최첨단의 임상전단계 실습실과 PBL룸, 학생복지시설을 갖추었고, 5층에 교육매체제작실을 설립하고 교육매체제작에 필요한 최신장비와 인력을 확보하여 동영상을 비롯한 온라인 교육매체 제작을 지원하도록 하여 치의학교육 분야의 선도적인 모델이 되었다. 교육동의 개관은 서울대학교 치과대학의 교육 발전에 큰 계기가 되었으며, 새로운 밀레니엄에 대비한 교육 및 연구의 핵심시설이 되었다.

전문대학원 체제 전환의 득과 실

의과대학과 치과대학이 전문대학원 체제로 전환할 당시 정부에서는 이러한 변화를 견인하기 위하여 BK21 사업을 통한 대학 지원을 시행하였다. 즉, 전문대학원 체제로 전환하지 않으면 BK21 사업의 지원을 받지 못하게 되어 단과대학 차원에서는 곤란한 상황에 직면하게 되었다. 이와 같은 상황 때문에 대부분의 의과대학과 치과대학은 전문대학원 전환의 취지에 공감하는가 아닌가 와는 별개로 전문대학원 체제 전환을 준비하여 실행하게 되었다.

그렇다면 서울대학교 치과대학이 전문대학원 체제로 전환함으로써 얻게 된 것과 잃게 된 것은 무엇이었을까? 먼저 전문대학원 체제 전환을 통해 서울대학교 치과대학이 얻게 된 점을 살펴보자.

첫째, 대학원교육 중심 체제로 인해 교원의 대대적 확충이 이루어졌다. 그 당시 정부는 Bk21 사업을 통해 대학의 연구와 교육을 지원하면서 전문대학원으로 전환하는 대학에 대해서는 전문대학원 교육체제가 안정적으로 자리잡을 수 있도록 획기적인 지원을 하였다. 그 중 가장 핵심적인 부분이 학부교육 중심에서 대학원교육 중심으로 교육체제가 변화되면서 학생 1인당 교원 확보가 필수적 요건이 되었고, 이러한 과정에서 교원 확보가 유례없이 이루어졌다.

둘째, 교원확보가 이루어지는 과정에서 기초치의학 분야의 교수뿐만 아니라 치과의사가 아닌 다양한 학문 분야의 교수가 임용되었다. 이를 통해 융합 연구의 가능성이 더욱 확보되고, 다양한 연구 분야가 개척되기 시작하였다.

셋째, 교육과정의 대대적인 개편이 이루어졌다. 전문대학원 전환이라는 격변이 아니고는 불가능했을 교육과정의 개편이 이루어졌다. 치과대학 체제에서 예과에 내려가 있던 교과들을 전문대학원으로 흡수하여 교육과정을 편성하기 위해서 기존 교육과정을 전체적으로 조망하면서 개편할 수밖에 없었고, 이와 같은 개편은 글로벌 치의학교육의 시대적 요구를 반영하며 이루어졌다. 그 결과 기존에는 시행하기 어려웠던 역량기반 교육과정의 도입, 질환 중심 통합교과목 시행, 문제 중심 학습 등 학습자 중심 교육방법 도입이 이루어질 수 있었다.

넷째, 전문대학원 교육체제 정착 지원을 통해 해외 치의학교육 동향에 대한 벤치마킹이 원활하게 이루어졌다. 정부에서는 bk21 사업지원을 통해 전문대학원 교육과정 개발에 대하여 별도로 예산을 지급하였고, 이를 활용하여 서울대학교 치의학대학원에서는 미국과 유럽의 유수치과대학뿐만 아니라 홍콩치과대학 등 치의학 교육분야에서 괄목할 만한 성과를 내는 교육기관을 방문 및 벤치마킹하여 글로벌 치의학 교육의 동향을 빠르게 따라잡을 수 있었다.

다섯째, 교육학 전공자들의 치의학 교육분야 영입이다. BK21 사업에서 지원하는 전문대학원 교육과정개발에서는 전문대학원 교육을 전담하는 교육전문인력의 확보를 권장하였고, 이를 통해 교육학 전공자들이 치과대학에서 교육과정 검토 및 개발 등의 업무를 수행하기 시작하였다. 이것을 계기로 치과대학에서는 교육과정 구성에 있어서 여타 분야와는 비교가 안 되는 교육학적 전문성이 도입되기 시작하였다.

이와 같은 변화 속에서 전문대학원 체제로 인해 서울대학교 치과대학이 잃은 것은 무엇이었을까?

첫째, 교육과정 운영을 위한 시간적, 심리적 여유를 상실했다. '2+4 체제'로 교육과정을 운영하던 때에는 일부 기초교육과정을 예과에 편성함으로써 상대적으로 여유 있게 교육과정을 운영했었는데 '4+4 체제'로 교육과정을 전환하면서부터 전문대학원 연한 4년 내에 모든 교육과정을 운영해야 되었기 때문에 치과대학 구성원들, 특히 교수자들은 교육과정 운영을 위한 시간적 여유를 상실했다고 느꼈다.

이러한 문제 때문에 치과대학 교육과정 전체를 조망하면서 새로운 교육과정을 시도하는 계기가 되어 객관적으로 볼 때에는 전문대학원 전환이 교육학적 측면에서는 긍정적인 측면이 존재하였으나, 그 안에서 교육과정을 운영하고 변화를 감당해야 하는 구성원들에게는 상당한 혼란과 스트레스로 여겨질 수밖에 없었다.

둘째, 치과대학 구성원 내에서의 동질적 일체감의 상실이다. 시대가 변

해도 보건의료계열 전문직종 입학을 위한 대학입시는 치열했기 때문에 그러한 입시체제를 통과하여 공동체 내에 진입한 동문, 선후배들이 가지는 동질감과 결속감은 강력한 힘을 발휘해왔다. 그런데 전문대학원 체제전환과 더불어 상대적으로 다양한 학부에서, 상대적으로 다양한 전공을 거쳐 입학한 전문대학원 학생들은 이제까지 치과대학 내에 존재했던 동질감과 결속감을 느끼기 어렵게 하였다.

이와 같은 동질감 혹은 결속감은 명시적인 데이터나 자료로 규명할 수 있는 측면은 아니었지만, 실상에 있어서는 전문대학원 체제를 구성원들이 꺼리는 가장 분명한 이유이기도 하였다. 교수들 사이에서도 전문대학원으로 입학한 학생들이 무언가 다르다는 명시적, 암묵적 의사소통이 존재했고 나이와 학번으로 유지되던 선후배 간의 위계질서에도 미세한 혼란이 생겼으며, 전문대학원 입학생들 스스로도 학부로 입학했던 선배들과 자신들이 다른 시선과 전제 위에 존재하고 있다는 것을 느낄 수 있었다.

사실 이렇게 보면 전문대학원 체제로의 전환은 명시적인 측면에서는 교수요원의 확보, 다양한 배경을 지닌 교수자의 충원, 재정적 지원 등의 얻은 점들이 있었던 반면, 명확하게 잃은 점은 상대적으로 찾기가 어렵다. 그럼에도 불구하고 전문대학원 전환은 치과대학 구성원 모두에게 심정적 불만족을 불러일으켰고, 그러한 이유는 동질감 혹은 결속에 대한 위기의식 때문이었다고 볼 수 있다.

전문대학원 전환 이후
새로운 밀레니엄이 시작되면서 보건의료계열 교육을 전문대학원 체제로 바꾸는 것은 이 글의 도입부에서 밝힌 바와 같이 첫째, 다양한 학문 분야의 기초지식을 가진 전문직업인의 양성, 둘째, 보건의료 선진국과의 보건의료 계열 학제 균형으로 글로벌 시대 대비, 셋째, 보건의료계열 입학을 위한 치열한 입시경쟁으로 인한 사회문제를 해소하는 것이었다.

그런데 위의 목적에 부합하게 전문대학원 체제가 운영되었는가를 살펴보았을 때, 이러한 목적이 달성되었다고 보기는 어렵다.

첫째, 입학생의 다양성을 확보하는 것이 쉽지 않았다. 전문대학원 체제 전환의 첫 번째 목표였던 다양한 전공 배경을 지닌 학생들의 진입 양상을 살펴보면, 소수의 학생들이 문학이나 교육학 등을 전공하고 전문대학원에 진입하기도 하였으나 대부분의 경우는 생명과학/생명공학/수의학 등을 전공한 학생들이 보건의료계열로 진학한 경우였다. 여기서 더 큰 문제는 대학에 입학할 때부터 이미 전문대학원 진학을 목표로 한 계획을 수립하고 생명관련 분야 전공을 하는 학생들이 증가하기 시작했다는 것이다. 이 학생들은 대학 진학 이후에 전문대학원 진학을 목표로 학점과 교외 활동 경험을 관리하였고, 자연과학계열 후속세대 양성에 있어 새로운 문제가 되기도 하였다.

둘째, 보건의료계열 학제 균형의 문제는 현재 진행중인 사안이며, 이것이 반드시 전문대학원 체제일때만 가능한 것은 아니므로 반드시 전문대학원 체제를 유지해야 할 근거가 되기에는 어렵다.

셋째, 전문대학원 체제가 대학입시의 과열 해소에 기여했는지에 관련해서도 소기의 목적을 달성했다고 보기는 어렵다. 학생들은 애초에 전문대학원 진학을 목표로 특정 학과들에 진학하는 경향이 생겨났다. 그리고 전문대학원 체제 전환으로 인한 교육 연한의 연장과 교육비의 상승으로 인해 이제는 계층에 따른 차별 문제가 제기되는 상황이 되었다. 즉, 부모의 소득 수준이 높아 길어진 교육 연한과 교육비를 감당할 수 있는 가정의 자녀들이 전문직업인 교육의 기회를 누릴 수 있으리라는 새로운 문제가 제기된 것이다.

결국 전문대학원 체제로의 전환은 노무현 대통령의 참여정부 시기 보건의료계열의 뜨거운 감자였다. 각 교육기관에서는 전문대학원 체제로의 전환이 대학교육에 대한 지원과 맞물려 있는 부분이 많아 전문대학원 체제 전환의 본질에 깊이 공감하는가는 별개로 전문대학원 전환을 실행할 수밖에 없었다.

하지만 교육과학부에서는 2005년부터 시작된 보건의료계열의 전문대학원 체제 전환에 대한 반대와 논란이 계속되자 2010년 7월 2일 의/치의학 교육제도 개선지침을 대학으로 통보하였다. 이 개선지침에 의하면 전문대학원에서 치과대학으로 전환할 경우 대학입학정원을 전문대학원 입학정원의 절반만 증원해주고, 나머지 절반은 대학에서 자체적으로 조정을 통해 확보하라는 것이었다. 동시에 치의학 전문대학원체제에서 지원하던 재정적 지원을 중단하며 전문대학원을 유지할 경우 학석사통합과정 설치와 각종 재정지원 강화 등이 행/재정지원책을 마련하겠다는 것이었다.

교육제도 개선지침 이후 전문대학원으로 전환했던 대부분의 의과대학과 치과대학은 다시 '2+4 학부체제' 전환을 준비하였다. 서울대학교 치과대학에서도 많은 교수들이 전문대학원 체제보다는 2+4 학부체제를 선호하여 2+4 학부체제로의 전환을 위한 다방면의 노력을 기울였으나 결국 학부정원 확보의 어려움으로 인해 '3+4 학석사통합과정' 설치로 결론을 내게 되었다. 그 결과 현재 치과대학 중에서는 서울대학교 치의학대학원과 부산대학원 치의학 전문대학원만이 전문대학원의 형태를 부분적으로 유지하고 있다. 결국 참여정부 시기가 끝나자 대부분의 보건의료 교육기관이 이전 체제로의 회귀를 시도한 것이다. 실제로 박근혜 대통령 시기에는 대부분의 보건의료 교육기관이 학부교육체제로 회귀하였다.

현재는 법학전문대학원을 제외하고 의학, 치의학, 약학 등 보건의료계열의 대부분 교육기관은 전문대학원 체제로 전환했다가 다시 학부에서 신입생을 선발하는 체제로 전환하였다. 이 교육기관들은 2+4 체제로 자리잡은 곳이 대부분이기 때문에, 한국 고등교육 영역에서 전문대학원 체제로의 전환은 전반적으로 실패한 것으로 평가된다.

결국 우리나라에서 전문대학원 체제는 일종의 실패한 시도가 되었으나, 전문대학원 전환과 학부체제 환원이라는 역동적인 과정 속에서 치의학교육에 대한 토론이 활성화되고 전문직업인 교육의 본질에 대한 탐색이 진일보한 측면은 역사로 기록되어야 할 것이다. 전문직업인 교육 영역에서 전문대학원 체제로의 전환은 그것을 수행하는 교육기관의 내외적 교육환경에 큰 영향을 주었는데, 이에 대해서는 보건의료계열 교육 역사의 측면에서 주목해야 할 부분이 많이 있기 때문이다.

BK21 치의학생명과학사업단

서울대학교 치과대학은 대한민국의 고등인력 양성사업인 두뇌한국21사업(Brain Korea 21, 이하 BK21)의 1단계에서는 의/치/약대 공동으로 '인간생명과학연구단'에 참여하였으나, 2단계 사업(2006. 3~2012. 2)에서는 치과대학 단독으로 'BK21 치의학생명과학사업단'으로 선정되었다. 치의학생명과학사업단은 치과대학교수 54명과 107명의 대학원생이 참여하였으며(2011년 기준), 참여 대학원생의 절반 이상이 연구장학금을 수혜하였다. 서울대학교 치과대학은 BK21 사업을 통해 신진연구인력 양성을 위한 연구지원뿐만 아니라 박사후 연구원과 BK계약교수를 임용하여 참여교수의 연구와 교육을 지원하여 대학 내 연구와 교육의 다변화와 질적 도약을 도모할 수 있었다. 그 결과 BK21 치의학생명과학사업단은 매년 실시되는 연차 평가에서 2008년을 제외하고 모두 1위를 차지할 정도로 연구와 교육분야에서 선도적인 업적을 달성하였다.

　서울대학교 치과대학은 1차 BK(Brain Korea) 사업에서는 의과대학과 공동으로 연구단을 꾸려 사업을 진행하였으나, 2차 BK사업에서는 치과대학이 독자적으로 연구단을 조성하여 사업을 신청하고 선정되어 연구 역량의 비약적 성장을 이루게 되었다.

연구환경조성과 연구의 질적 비약

서울대학교 치과대학은 연구의 국제경쟁력을 강화하고 학제간 공동연구 확대와 산학협동연구에 필요한 공간을 확보하기 위해 2001년 12월 24일

치과생체재료연구동을 착공하였고 이를 2003년 6월 20일 개관하였다. 완공된 연구동의 지하층에는 실험동물 사육 및 실험에 필요한 동물사육장과 수술실, SPF(specific pathogen free) 사육실이 조성되었고, 건물 내에 산학협동 연구공간과 세미나실, 치의학도서관, 교수실과 연구실 및 공동연구실이 마련되었다. 2003~2004년에는 치과생체재료연구동의 완공과 더불어 장비예산을 확보하여 전계방사주사전자현미경, X선 회절분석기, 공초점 레이저주사현미경, 골밀도측정기 등과 다수의 고가장비를 구입하였다.

이와 같은 연구공간과 최신 연구장비의 확보 및 신임교수 충원으로 인하여 서울대학교 치과대학의 연구능력은 양적 질적으로 성장하여 연구능력이 크게 향상되고 그 결과 연구비가 수혜액이 증가하였다. 2000년 과학기술부(한국과학재단), 한국학술진흥재단(교육부), 보건복지부 등의 정부기관과 산업체 등에서 수주한 연구비는 총 54과제에 1,539백여 만 원이었다. 그 이후 서울대학교 치과대학의 연구비 수주액은 크게 증가하여 2010년 이후에는 109~111억에 이르렀다. 연구비 수주기관도 다양화되어 2000년대 초반에는 4개의 정부기관으로부터 연구비를 받았지만, 2004년 이후에는 연구비를 수령하는 기관이 다양화되었고, 과학기술부(한국연구재단)의 연구비가 큰 비중을 차지하게 되었다.

2000년에 서울대학교 치과대학에 설립된 지능형생체계면공학연구센터는 9년간 한국과학재단(현 한국연구재단)으로부터 지원을 받았으며, 많은 연구실적을 남기고 2009년 종결되었다. 2006년에는 한국연구재단이 지원하는 국가지정연구실(책임교수: 정필훈, 2006. 4. 1~2011. 5. 31)이 서울대학교 치과대학에 지정이 되었고, 2008년에는 국가지정연구실로 통증생체신호연구실(책임교수: 오석배, 2008. 6. 1~2013. 5. 31)이 개설되었으며, 구강악안면노인성기능장애연구센터(책임교수: 박경표, 2008. 9. 1~2017. 8. 31)와 골대사연구센터(책임교수: 김홍희, 2008. 9. 1~2012. 2. 28)가 한국연구재단 지원으로 개설되어 뛰어난 업적을 발표했다.

교수임용의 확대

서울대학교 치과대학에서는 2002년부터 2011년까지의 10년 동안 총 61명의 전임교수가 새롭게 임용되었다. 이때 신규 임용된 전임교수는 외국인 교수 2명과 11명의 여성 교수를 포함하고 있다. 치과병원에도 15명의 기금교수가 신규 임용되었고, BK계약교수도 30명이 임용되었다.

이 기간 중 전임교수의 신규 임용이 급격히 증가한 주 원인은 2002년 전문대학원 전환과 더불어 교육인적자원부에서 특별히 배정한 교수정원 25명을 포함한 26명의 신규교수의 충원과 퇴직교수 정원에 대한 충원이 이루어졌기 때문이다. 이 때 전문대학원 전환에 따라 배정된 신규 전임교원 임용안은 치의학대학원 준비위원회 및 기획위원회, 전공주임교수회와 대학원학사위원회, 인사위원회 등에서 논의하여, 치의학대학원 운영에 필요한 인력을 확보하는 것을 원칙으로 삼았다. 증원되는 교수 인력은 전문대학원의 연구능력 향상과 교육, 특히 임상실습 교육강화를 위해 그동안 논의되었던 신설 대학원전공분야(두개악안면세포 및 발생생물학, 두개악안면구조 및 기능생물학, 두개악안면재건과학, 구강악안면감염-면역학, 치과의료와 정보기술, 치과생체모방재료과학, 사회치의학)로 채용하기로 하였다. 그러나 임용된 임상 전공교수의 임상분야 겸직이 문제가 되어 임상전공과 관련된 분야는 임상교실로 임용하여 진료 및 원내생 종합진료실의 학생지도에 참여토록 하였다. 그 결과 2011년 2월 말 기준 서울대학교 치과대학에는 96명의 전임교수와 6명의 기금교수가 재직하였으며, 전임교수 중 29명이 학사 전공기준 타 대학 또는 타 전공 출신자로 구성되었다.

연구활동

서울대학교 치과대학의 연구공간 개선과 연구장비 도입 등 연구 인프라 확대, 교수임용 확대, 연구비 수혜 증가로 2002년부터 2011년도 사이 연구활동의 양적 질적 향상이 비약적으로 이루어졌다. 우수 논문들이 국제 저명 학술지에 게재되면서 서울대학교 치과대학의 연구활동 위상이 높아졌다.

2002년에서 2011년 사이 국내외 학술지 발표 논문은 총 2,944편으로 국내 학술지에 1,303편, 국제 학술지 1,641편이 발표되었다. 국제학술지 게재 논문은 비약적으로 증가하여 2009학년도 이후에는 240~260여 편의 논문이 발표되었고, 인용지수(impact factor, IF) 상위 국제학술지 발표 논문도 증가하였다. 이 시기 국내외 학술지 발표 논문의 수가 증가한 동력은 대학원의 박사학위논문 자격의 강화, BK21 사업을 통한 대학원생의 학술지원, 대학 본부의 해외 논문발표 경비 및 국제학술지 게재료 지원, 연구비 증가 등에서 찾을 수 있다.

또한 이 시기에는 연구논문만이 아니라 교수들의 단행본 저술과 번역 활동도 활발하게 이루어졌다. 치과대학 각 학문 분야별 교과서와 임상치과의사를 위한 서적 발간이 이루어졌으며, 연구실적을 이용한 국내외 특허등록이 적극적으로 이루어져서 2002년부터 2011년 사이에 국내 특허등록

88건, 국제 특허등록 15건이 이루어졌다. 이전에는 특허권 등을 교수가 개인 소유 및 관리하였으나 공공연구기관의 시설과 장비를 이용하여 정부지원 연구비로 수행된 연구에 의한 특허는 소속기관에 등록하도록 하면서 특허권 관리는 서울대학교가 수행하는 것으로 변화되었다.

서울대학교 치과대학의 연구 역량 강화와 더불어 전세계적인 연구동향을 파악하고 새로운 연구분야를 도입하기 위해 서울대학교 치과병원과 서울대학교 치과대학/치의학대학원 교육연구재단, 외부 학술재단, 초청대학 등의 재정 지원으로 장/단기 해외연수가 활발하게 이루어졌다. 2002년에서 2011년 사이 1~2개월의 단기연수를 60명, 1년 이내의 장기연수를 38명이 다녀왔다. 또한 그동안 활성화되지 않았던 연구년 제도가 적극적으로 활용되어 2005학년도 이후 21명의 교수가 연구활동 재충전의 기회를 가졌고, 이러한 흐름은 기초연구 분야에서 모든 전공 분야로 확대되었다.

연구활동과 관련된 국제교류도 활발해졌는데, 서울대학교 치과대학은 2001학년도까지 6개 치과대학과 학술교류 및 공동연구 등에 관한 협약서를 교환하고 교수와 학생들의 교류를 성사시켰다. 2002학년도 이후에는 대학 본부의 지원으로 국제학술회의 개최, 외국인 저명교수 초청과 국제학술회의 참가와 논문발표 등이 활성화되었고, 교수와 대학원생의 국제학술대회 논문발표로 국제적 위상이 높아졌다. BK21 사업을 통한 지원은 이러한 흐름을 대폭 증대시켰는데 대학원생의 논문발표 지원과 치과대학 및 치의학대학원 학생의 국외 단기연구, 교수들의 연구년을 이용한 장기연수는 서울대학교 치과대학의 국제화에 크게 기여하였다. 국제교류를 통한 교수와 학생의 역량 강화를 위해 서울대학교 치과대학은 2008년 1월에 국제교류실을 설치하여 국제교류의 편의 및 정보 제공을 지원하였다.

새로운 밀레니엄 10년에 대한 평가

새로운 밀레니엄이 시작되면서 서울대학교 치과대학에서 전문대학원 체제 전환과 BK21 사업을 중심으로 일어났던 변화에 대하여 현재로서는 다음과 같은 평가를 내릴 수 있을 것이다.

첫째, 서울대학교 치과대학의 교육과 연구에 도약의 시기를 가져왔다는 것이다. 「서울대학교 치과대학 90년사」에서는 2002년부터 그 이후의 시기를 "치의학 교육체제의 근본적인 변화로 학사제도와 교육과정 등에 많은 변화가 있었고, 대학기구와 시설의 확대, 전임교수의 증원과 대학원 교육의 강화로 교육과 연구에서 우리 대학의 국제적 경쟁력이 크게 도약한 시기"라고 평가하였다. 치과대학 교육의 근간이 되는 학제가 변화하면서 서울대학교 치과대학은 제도적 변화뿐 아니라 교육과정의 전체적 틀, 철학 및 운영의 원리, 교육과 연구를 주도하는 교수진의 인원 및 구성 등에 있어서 획기적인 변화를 하게 되었고, 교수인력의 대대적인 확충을 통해 연구의 질과 양적 측면에서 비약적 성장을 하였다. 이는 서울대학교 치과대학 역사에 있어 새로운 시기를 여는 변곡점이 되었다고 볼 수 있다.

둘째, 서울대학교 치의학대학원 전환이 치과대학 교육에서 새로운 교육 시도라는 나비효과를 발생시켰다는 것이다. 서울대학교 치과대학은 결국 2014학년도부터 7년제 학석사통합과정을 운영하며 입학정원의 50퍼센트는 학부에서, 50퍼센트는 전문대학원에서 선발하고 있다. 전문대학원 체제로 전환하였던 치과대학의 대부분이 다시 '2+4 학부체제'로 전환하여

A-B-A′의 진행과정을 겪었다면, 서울대학교 치의학대학원은 A-B-A′B′의 형태로 변화해 왔다고 볼 수 있다. 다른 치과대학들이 조금 변모된 형태로 이전 체제로 돌아갔다면, 서울대학교 치의학대학원은 전문대학원 전환을 통해 새로운 교육체제를 구축할 수밖에 없었다. 그리고 이러한 변화의 과정은 새로운 문제의식과 도전을 불러왔는데, 그것은 바로 새로 시행하게 된 학사과정에서 어떤 교육과정을 운영할 것인가에 대한 것이었다. 이러한 문제의식을 통해 서울대학교 치의학대학원은 현재 국내 어느 대학에서도 시도하지 못한 독창적인 교육과정을 운영하게 되었는데, 그 핵심에는 세 가지의 프로젝트 학습을 통한 자기 주도성의 함양과 다양한 교수법의 도입 및 인문학적 소양 강화라는 선구자적 흐름을 만들어낸 것이 있다. 결국 서울대학교 치과대학의 전문대학원 전환과 학석사통합과정 운영으로의 변화는 형식적인 교육 체제의 변화가 아닌 전환의 모든 순간을 혁신의 계기로 삼아 끊임없이 치의학교육의 본질 및 방향을 질문하고 치과대학의 역할을 재정의하는 도약의 순간들이었다.

12 학제 그리고 교육과정

지난 2005년 교육부의 전문대학원 체제 장려정책에 부응한 치의학전문대학원 제도, 흔히 불리는 바와 같은 4+4 제도로의 전격적인 변경은 상당한 변화를 가져왔다. 2000년대 초부터 본격적 논의가 시작되었던 전문대학원 제도는 2002년 1월 31일 우리 대학의 임시교수회의에서 학장에게 위임하는 것으로 의결되었고, 본부 학사위원회에 상정되어 2002년 2월 21일 전문대학원으로의 전환이 전격 결정되었으며, 그 해 3월 5일 교육인적자원부로 통보되며 2005년 신입생 선발이 확정되었다. 학제 변경에 따른 전반적인 교육과정의 설계와 변경이 뒤따랐음은 물론이고, 이 시기 개편된 교육과정부터 통합교육 개념이 적용되어 통합교과목이 도입되었다.

이후 17년간의 운영으로 그 경험이 축적된 2022년 3월 전문대학원 제도에 대한 다양한 의견이 존재한다. 하지만, 이 체제 변화를 통해 우리가 더 많은 교수정원을 확보할 수 있었고, 학교운영을 위한 재정적 측면에서 실질적인 도움을 받아 짧은 기간 동안 연구 경쟁력의 큰 진보를 이룰 수 있었던 점을 부인하기는 어렵다.

그럼에도 불구하고, 전문대학원 체제는 출범한지 얼마되지 않은 시점부터 다양한 이유로 질타를 받아왔다. 처음의 교육정책적 목적을 충실히 달성하지 못하고, 오히려 사회적으로도 여러 방면으로 다양하고 많은 문제점을 야기한다는 지적이 증가하였는데, 이러한 의견은 비단 치의학대학원에만 국한된 것이 아니었다. 이에 교육과학기술부에서는 의·치학교육제도개

선위원회를 구성하고, 전문대학원 체제로 전환 대학들의 의견을 청취하였으며 2010년 7월 1일 의·치학 교육제도 개선 계획을 발표하게 된다. 이를 근거로 2010년 교육부의 허락 하에 초창기 전문대학원을 운영했던 많은 의과대학과 치과대학들이 원래의 학제로 회귀하게 되었는데, 우리 대학원에서도 치과대학체제로의 환원 의지를 2010년 9월 3일 교수회에서 재확인하였음에도, 후술할 절반의 정원 문제로 인해 결국 돌아가지 못하게 된다.

잠시 정원에 대해 언급하자면, 2005년 전문대학원 변경에 따라 학부와 대학원 간 1:2 비율 적용하여 치과대학 당시 가지고 있었던 정원 90명 중 절반인 45명이 BK 사업 등으로 표방되는 대학원 중심 대학 기치 아래 교육부로 환수되었다. 이후 서울대학교 전체의 학부 정원 감축이 과도하다는 명분으로 2009년 대학본부가 정원을 돌려받았는데, 2010년 우리 대학이 학부 학제로의 환원을 이야기할 시점에는 이 정원이 본부의 정책적인 결정으로 이미 타 단과대학에 배분되어 버린 상태였다. 구체적으로 사회대학 20명, 자연대학 10명, 인문대학 10명, 경영대학 5명으로 배분된 것이 현재 기록으로 남아 있으며, 교육부 관계자들도 이를 인지하고 있는 상태이다.

2011년 4월 15일 임시교수회를 통해 치과대학으로 전환시 정원문제와 더불어 학제개선안에 대한 재논의가 필요하다는 판단 하에 학제개선 범대책위원회과 구성되었고, 동창회와 함께 총장면담, 교수서명 청원서 제출, 교과 관계자 면담, 총장간담회 등이 이루어졌지만 정원 회복 문제는 그 해결책을 찾지 못했다. 그러는 와중에 교과부에서 제시한 의·치의학 전문대학원 제도의 개선안에서 정원 일부를 고등학교 졸업자로 선발하는 학석사 통합과정의 도입이 거론되었고, 당시로서는 최선의 선택이었다고 평가되는 절반의 정원을 고등학교 졸업생으로 선발하는 방안이 교수회의를 거쳐 받아들여졌다.

2014년에 이르러 첫 학석사통합과정의 신입생을 45명 선발하였으며, 나머지 45명은 타대학(교) 학사 출신 이상 학력자를 기존의 전문대학원 학생으로 선발함으로써, 전세계적으로 유래 없는 소위 3+4와 4+4의 혼합학제를 가지게 되었다. 이러한 혼합학제가 가지고 있는 어려움에 대해서는 후술한다. 한편, 대한민국의 전체 11개 치과대학의 중 전문대학원 학제를 유지하고 있는 학교는 부산대학교, 전남대학교와 함께 우리 학교로 세 곳만 남아 있다.

학제와 관련된 논의는 지난 10년간 서울대학교 치의학대학원의 화두가 아니었던 적이 없었고, 세 번의 총장선거 과정에서 언제나 첫 번째로 제기되었던 우리 대학의 제일 민원이었다. 2022년 초에 이르러 대학발전 세미나에서 학제의 환원에 관한 보다 실질적이고 허심탄회한 논의가 이루어졌는데, 여기에서의 잠정적인 결론 역시 지난 10년간과 크게 다르지 않다. 기본적으로 2+4제의 치과대학 환원이 되었든 3+4제의 학석사통합과정이든 단일 학제 회복에 대해서는 적어도 가까운 의견 일치가 있었다고 평가된다.

어떠한 형태가 되었든지 학제 전환에 수반되는 정원의 원상회복 이슈가 발생하며, 이에 관해 교육부는 대학 내 정원 조정을 통해 해결해야 한다는 확고한 입장이다. 반면, 대학본부나 그 정원으로 혜택을 받은 단과대학은 다른 해법이 바람직하다는 견해를 가지고 있다. 이러한 견해차로 인해 아쉽게도 이 문제는 여전히 해결 여부가 오리무중이며 다각적인 루트를 통한 노력이 지속되고 있으나, 여전히 앞으로의 큰 숙제라고 할 수 있다.

이 글을 작성하는 2022년 현재에도 고등학교 졸업생으로부터 선발하여 3년의 학사과정을 관악캠퍼스에서 주로 공부하는 45명 정원의 학석사통합과정과 타대학(교) 학사출신을 선발하는 45명 정원의 전문석사과정을 동시에 운영하는 입시 및 교육이 힘들게 이루어지고 있는데, 이원적 학제에 따른 큰 어려움과, 이로 인한 낭비와 손실이 수반된다는 점은 쉽사리 짐작할 수 있는 바이다.

2014년 최초로 학석사통합과정이 새로 도입될 때, 이들의 학사과정 교육과정 수립과 운영이라는 큰 과업이 생겼다. 이 과업에서 가장 큰 전제 혹은 논쟁거리 중 하나는 바로 분리된 이원적 학제를 운영하면서 배출하는 졸업생에 대한 교육내용의 형평성 문제였다. 동일한 수준의 교육이 공평하게 제공되어야 한다는 이 전제는 4년의 제한 시간 내에서만 치의학을 교육해야 되는 스스로의 속박을 만든 측면이 있다.

이에 따라 학석사과정으로 입학한 학생들에게는 전문대학원 4학년 기간 동안을 제외한 학사과정 3년 동안 치의학 관련 지식을 가르치지 않는 방향으로 결정되었다. 심지어 흔히 본과라고 불리우는 석사과정 학생들의 동아리에 미리 가입하는 것조차 공개적으로는 허용하지 않았다. 따라서 일반적인 2+4 치과대학 학제 하의 예과 과정보다도 긴 3년이라는 학사과정 기간 동안 충실한 교육을 위해서는 상당히 새로운 강좌들이 필요했으며, 이 때 마침 비슷한 시기에 이루어진 관악캠퍼스 건립과 함께 일부 이전한 교수들이 학사과정 학생들의 교육에 대거 참여하게 되면서 다양한 전공필수 혹은 전공선택 교과목이 생겨났다. 하지만 기본적인 원칙에 따라 치의학 관련

과목은 배제되다 보니 인문학 위주의 교육 내용이 강조된 측면이 있었다.

이제 8년의 시간이 흐르고, 이원적 학제에서 육성된 졸업생들이 2개 학년 동안 배출되었는데, 학사과정 교육에 대한 평가 역시 교수들은 물론 학생들 사이에서도 상당히 분분하다. 하지만, 그 교육과정이 전반적으로 다소 느슨하다는 점에 대해서는 어느 정도 공통된 부분이 있다. 한편, 2021년 말 공개된 의과대학 6년 통합 교육안은 치의학대학원의 현 교육과정에 대한 재고 필요성을 일깨워 주었다. 기본적으로 예과과정이 일제강점기 때의 잔재이며, 당시의 부실한 고등교육을 보충하는 기간이었다는 분석 하에 미래의 의사에게 필요한 보다 많은 의학지식 교육이 필요하다는 의견이며, 이는 4년이라는 한정된 시간에 치의학을 교육하고 있는 이원적 학제 상황과는 매우 차별적인 방향이다. 사실 제한된 교육연한은 서울대학교 치의학대학원 졸업생들에 대한 교육목표와 교육목적 등을 다소 한정적인 일선 치과의사의 양성으로 포지셔닝하는 데 영향을 미쳤을 수도 있다.

더불어 이원적 학제 학석사과정 출신과 전문대학원 출신의 두 그룹 간의 성향·문화·학업성취도에 어떠한 차이가 있는지는 오랜 관심사였다. 이에 대한 평가가 현재 진행중이지만 교육의 효과에 대한 분석은 항상 그 결과를 예측하거나 예단하기 어려운 부분이 있다. 오히려 걱정스러운 점들은 두 그룹 간의 화합에 관련된 부분이다.

2005년 전문대학원 체제 도입 당시 졸업 요건은 석사논문 작성이었다. 하지만, 4년 동안의 집약된 기초 임상교육과정 내에서 모든 학생들이 수준 있는 논문 작성을 하기에는 현실적인 어려움이 있었다. 상당한 논의 끝에 2015년 졸업실적심사가 처음 도입되어 졸업요건으로 대체되었으며, 이는 기초지식 평가와 임상실기시험으로 구성되었다. 하지만, 2021년 국가시험 실기시험 전격 실시 및 1회성 평가로 졸업여부를 확정한다는 이슈로 보다 합리적이고 선진적인 졸업실적심사로의 개선이 연구되고 있다.

이 밖에도 100년 역사의 마지막 10년 동안 교육의 질 제고와 관련된 보이는 그리고 보이지 않는 많은 노력이 경주되었다. 2016년 서울대학교 치의학대학원은 교육학전공 교수를 신규로 선발하여 교육혁신에 관한 업무를 담당하도록 하였다. 이후 원내생 진료센터로 배치한 임상교육 전담교수 2명을 충원하여 학생 임상교육의 내실을 꾀하였다. 디지털 치의학 교육을 위시한 첨단 치의학 교육에 관한 투자도 과감하게 이루어졌으며, 국가시험 실기시험를 대비한 다양한 프로그램이 개발되었고, 코로나로 인한 비대면 교육이 진행되면서, 많은 강의들이 유튜브를 통해 공개되기도 했다.

정리하자면, 이 기간 동안 우리 대학은 학생교육의 질 향상을 위해 늘 치열한 고민을 해 왔으며, 학제는 그런 고민들 중 가장 중심에 있었다. 비록 모든 노력들이 그러하진 못했지만 일부는 멋진 결실을 맺었고, 그것은 대한민국 치의학 교육의 예형이 되었다. 지금 이 순간도 그 절치부심이 계속되고 있다. 다시 말해 서울대학교 치의학대학원은 대한민국 치의학교육의 새로운 100년을 준비하고 있다.

온라인 강의, 회의 설비 구축, 가속화

2020년 2월, 우리에게 전혀 예상하지 못했던 전세계 대유행병이 상륙하였다. COVID-19(Coronavirus disease 2019)이다. 전국적으로 방역시스템이 작동하고, 사람 간의 대면 접촉이 불편해지는 시대가 도래하였다. 2년 이상, 유행병이 장기화되면서 사회 시스템도 점차 대면 접촉을 가급적 피할 수 있는 방향으로 변화하기 시작하였다.

   이와 같은 추세는 학교, 특히 대학이라는 고등교육기관에서도 예외가 아니었다. 많은 강의들이 온라인으로 진행되고, 학교에서 이루어지는 많은 회의들과 국제학술회의도 온라인으로 이루어지는 것이 많아졌다. 대면으로 이루어지지 못하는 부분에서 문제점도 여러 가지 있지만, 온라인 강의라는 형식이 국제회의나 전국적인 강의에서 직접적으로 움직일 수 없는 수강자나 회원에게 유리한 것도 많이 있음을 알게 되었다.

   서울대학교 치의학대학원은 온라인강좌 개설, 강의 진행을 긍정적으로 평가하고 적극적으로 온라인강의 전환 설비를 갖추고 있다. 먼저, 2021년 상반기, 교육동 건물의 5층을 전문적인 온라인 스튜디오로 구성하여 주요 회의를 온라인으로 주재할 경우, 음향시스템, 영상장비 등을 전문적으로 갖춰 소통에 문제가 없도록 하였다. 다수의 전국적인 회의(전국 치과대학 학장단 회의 등)를 이와 같이 주재함으로써 각 대학의 주요 인사들이 물리적으로 이동하는 번거로움 없이 회의에 보다 충실할 수 있는 구조를 갖추고, 이를 지속적으로 개선시키고 있다. 또한, 슬라이드를 중심으로한 일반 강의를 진행하는데 무리가 없도록 설비를 갖추고 운영하고 있다.

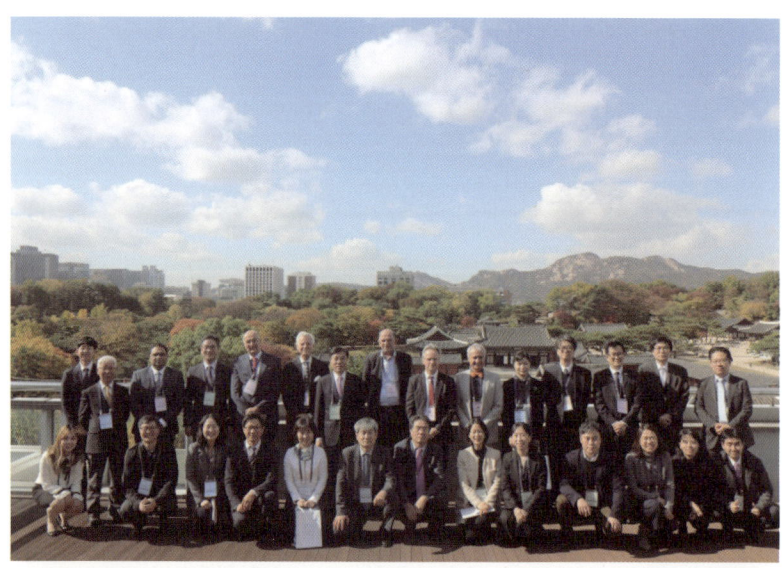

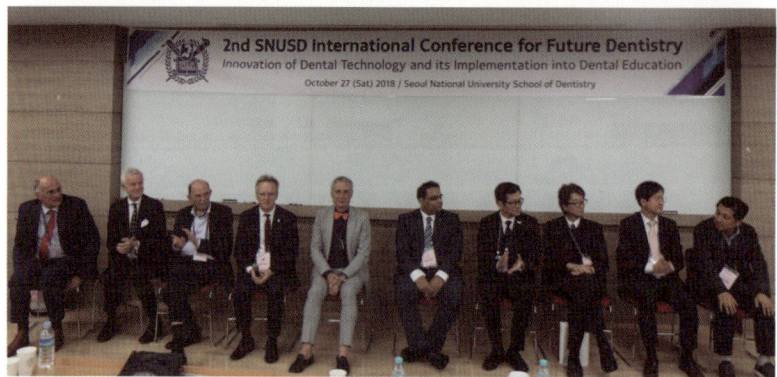

제2회 ICFD(2018.6.1)

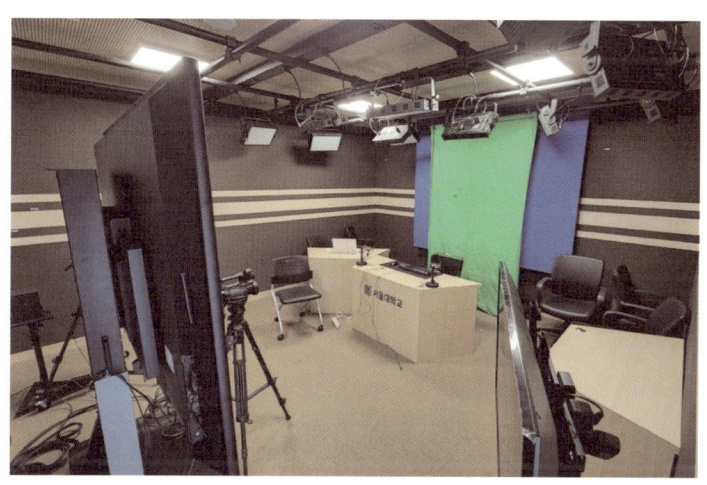

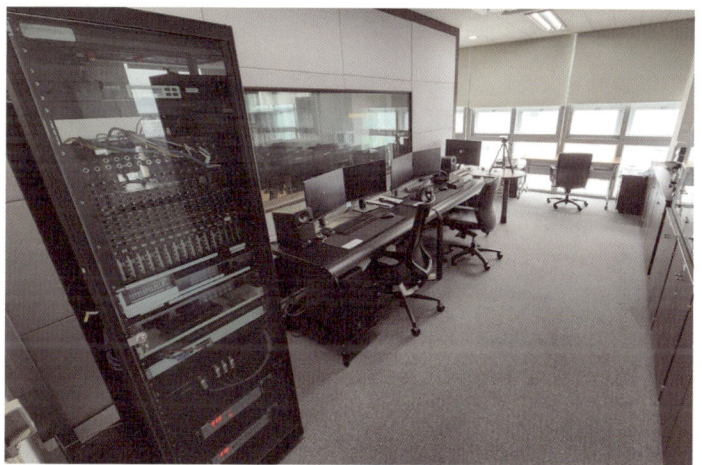

교육동 5층 스튜디오

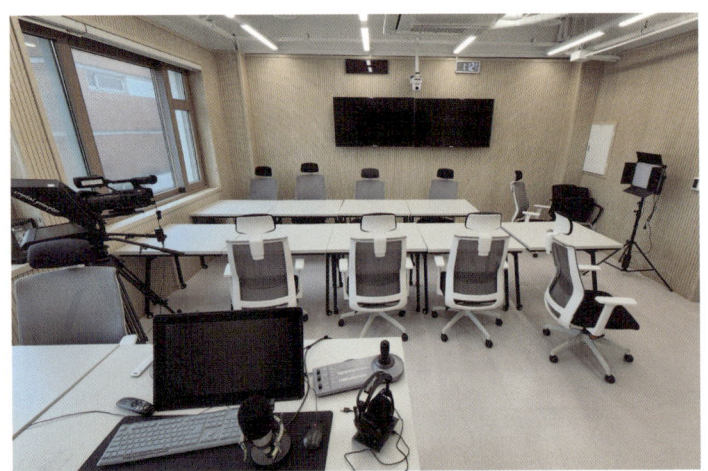

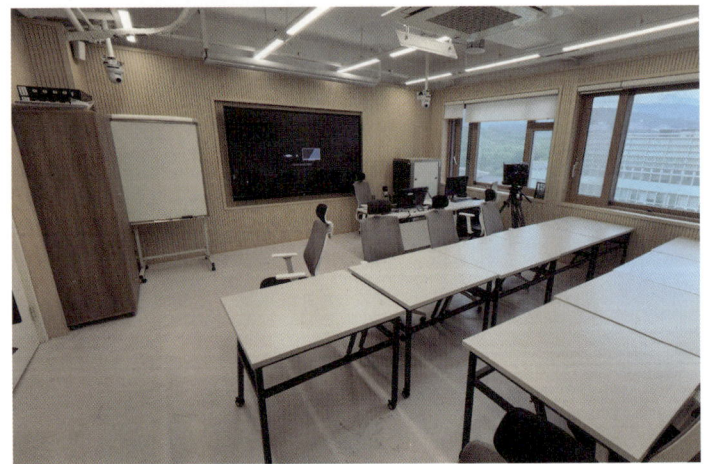

본관 616호

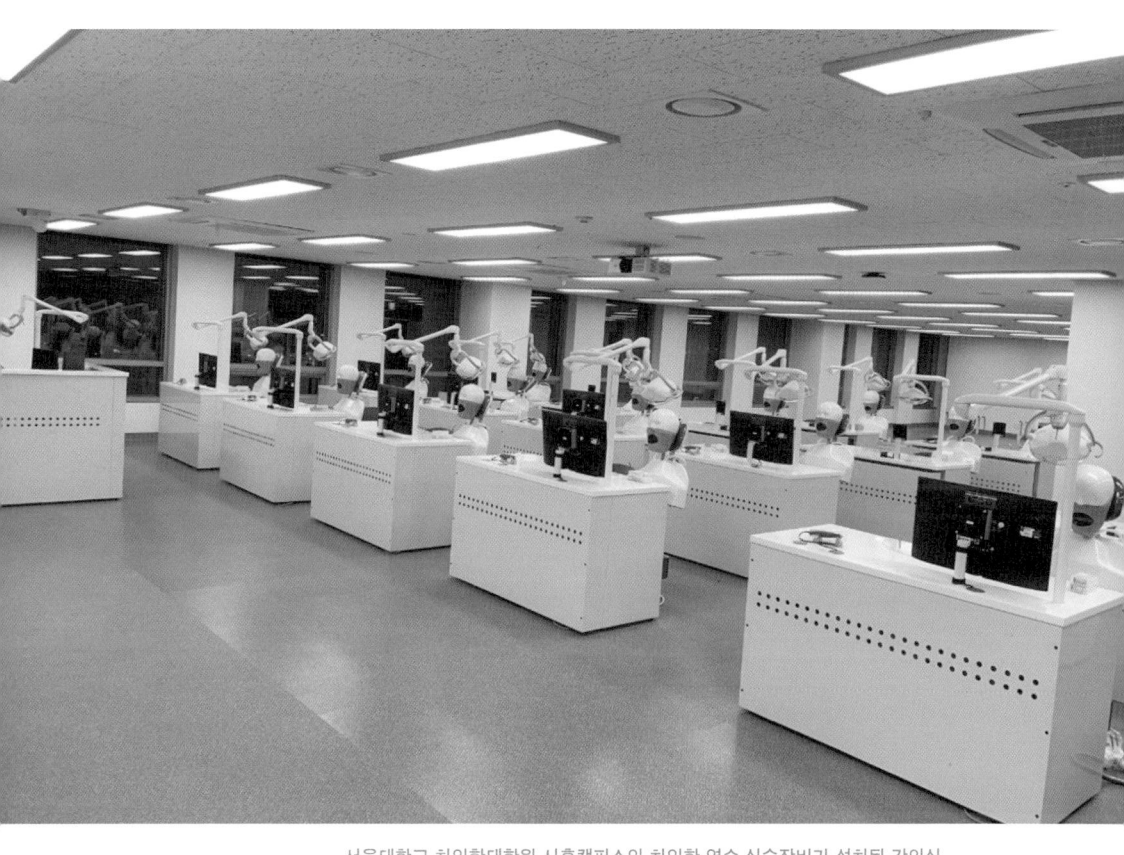

서울대학교 치의학대학원 시흥캠퍼스의 치의학 연수 실습장비가 설치된 강의실
온라인으로 외국의 학생들도 접속, observation이 가능하도록 시스템을 구성하여 준비하고 있다.

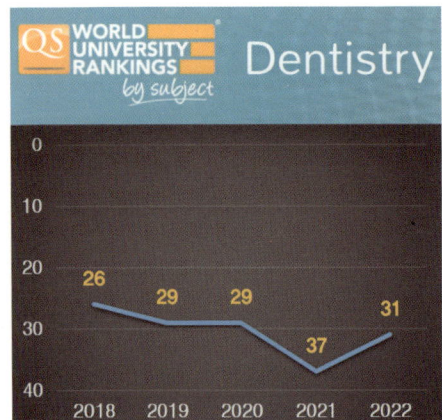

QS Ranking(2018~2022)

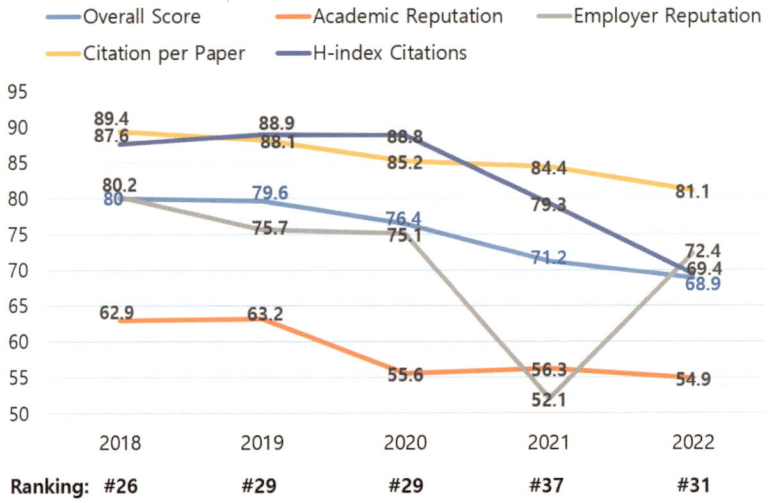

평가지표별 점수 변동 추이(2018~2022)

전적인 온라인강의뿐 아니라 소수의 참여인원과 다수의 경청인원이 같이 강의를 받을 수 있는 하이브리드 형식도 진행이 가능하도록 치의학대학원 본관 6층에는 최첨단 설비의 온라인 강의 공간이 2020년 하반기부터 구축, 운영되고 있다. 치의학 교육연수원의 유명한 임플란트 연수회가 이 공간을 통해 2020년부터 이루어져 오고 있으며, 그 외 교수들의 다양한 강의를 이와 같은 온라인강의 공간을 활용해 제작, 지식 제공을 하고 있다.

이러한 2020년 이후의 온라인 강의 콘텐츠의 확보 문제에 대해 서울대학교 치의학대학원은 역사 100주년을 맞이하여 새롭게 웅비할 수 있는 기회로 보고 이를 역동적으로 추진해 가고 있다. 미래 치의학 센터를 설치, 서울대학교 시흥캠퍼스 공간까지 적극 활용하여 온라인 강의 콘텐츠를 외국 치과의사 대상으로 마련하여 교육 콘텐츠를 온라인으로 제공하고, 이를 통해 이후 많은 외국 유학생들이 서울대학교 치의학대학원의 문을 두드리는 발판을 마련해 나아가고 있다.

국제화의 길로 들어선 치의학대학원

시흥캠퍼스로 치의학대학원의 외연을 확장하는 계획은 2015년부터 이루어져 그 계획을 착실히 이행하고 있는 중이다. 교육 콘텐츠를 온라인으로 제작, 외국 치과의사들이 보고, 서울대학교 치의학대학원으로의 유학을 꿈꿀 수 있도록 하고 있으며, 국제캠퍼스라는 모토를 갖고 있는 시흥캠퍼스의 공간을 적극적으로 활용하여 그러한 유학생들이 직접 와서 실습 연수

코스를 수강할 수 있는 기틀을 마련하고 있다.

국제화에 발맞춰 다수의 유학생을 유치하기 위해서 서울대학교 치의학대학원의 명성을 높이는 방법을 다각도로 모색하고 있다. 2015년부터 치의학 교육분야에서의 QS ranking을 지속적으로 살피고, 보다 순위를 높이기 위한 방안을 마련하고 있는 중이다. 특히, 2018년 서울대학교 치의학대학원은 전세계 대학 순위 26위, 2019년 29위를 기록하여 서울대학교에서 추진하고 있는 10-10 project(10년 후, 세계 10위 이내 진입)에 후보 단과대학으로 지정되는 쾌거를 이룩하였다. 이후에도 꾸준한 QS ranking 관리를 통해, 개교 100주년을 맞은 2022년에는 6계단 상승한 31위로 다시 올라설 수 있었다.

더 이상 '국내 최고의 대학'이라는 타이틀로 안주할 수 없음은 치의학대학원 학내 모든 구성원이 공감하고 있는 사항이다. 이에 서울대학교 치의학대학원은 2012년 이후 꾸준히 국제화의 길을 걸어가고 있다. 치의학대학원 학생이 보다 세계 여러 국가에서 치과의사로 활동할 수 있도록 도움을 주기 위해 미국 치과의사협회의(Commission on Dental Accreditation, CODA) 인증 등을 지속적으로 살피고 있고, 최근 동남아시아 여러 국가를 포함한 다국적의 유학생을 꾸준히 유치하고 있으며, 국제교류실의 인력을 확충하여 일본, 중국의 유수 대학과 캠퍼스 아시아 사업을 추진하고 있다. 또한, 미국의 UCLA(University of California, Los Angeles), 하버드대학(Harvard University), 펜실베니아대학(University of Pennsylvania), 오스트리아의 빈대학(University of Vienna) 등과도 적극적으로 교류, 치의학대학원 3, 4학년 학생들을 externship 코스로 교환하는 일도 매년 꾸준히 진행하고

표6   연구비 세부 내용

(단위: 천 원)

연도	공공기관 등	대학 자체	민간기관	정부기관	해외기관	총연구비
2013	249,351	331,200	496,780	12,348,897		13,426,228
2014	61,818	351,600	356,780	12,772,904		13,543,102
2015	192,800	314,000	2,285,138	10,155,669		12,947,607
2016	56,600	754,950	352,370	10,602,597		11,766,517
2017		509,000	250,065	12,048,173	55,700	12,862,938
2018	75,273	641,000	226,930	11,697,123		12,640,326
2019	108,592	359,000	347,182	12,585,582		13,400,356
2020		468,000	486,327	12,300,220		13,254,547
2021	70,000	789,200	770,300	14,179,826		15,809,326

있다.

 2013년 당시 서울대학교 치의학대학원이 정부 및 민간기관으로부터 수주한 총 연구비는 134억 원 수준이었으며 이후 꾸준한 증가세를 나타내어 2021년 기준 총 연구비는 158억 원 수준을 나타내고 있는데 세부 내용은 표6과 같다. 서울대학교 치과병원으로 수주한 임상 겸직교수의 연구비가 2021년 현재 45억 정도를 나타내고 있기 때문에 2021년 100여 명의 전임교원이 수행하고 있는 연구비 규모는 약 200억 정도로 추정할 수 있다.

2013년 이후 서울대학교 치의학대학원에서는 다양한 집단연구과제를 수행하여 왔는데 2020년 산업통상자원부 '의료기기 사업화 촉진사업'을 기반으로 설립된 미래치의학센터는 서울대 시흥캠퍼스에 약 360m^{2}의 실습 스테이션을 구축하여 최신 ICT 기술로 국제 원격교육 서비스를 구축해, 교

표7 SNU 10-10 프로젝트 (2021.1.25 기준, 단위: 천원)

연도	구분	연구책임자	연구기간		총연구비
2017	기초연구실지원사업	류현모	2017.6.1~2020.2.29	3년	1,370,000
2018	MRC(치아-치주 복합체 연구센터)	오석배	2018.6.1~2025.2.28	7년	9,400,000
2020	기초연구실지원사업	류현모	2020.7.1~2023.2.28	3년	1,258,000
2020	미래치의학센터	박영석	2020.4.1~2024.12.31	4년 57개월	4,000,000
2020	SNU 10-10 프로젝트	박영석	2020~2022	3년(3+3)	900,000
2021	기초연구실지원사업	김진만	2021.6.1~2024.2.29	3년	875,000
2021	대학중점연구소	양형철	2021.6.1~2030.5.31	9년	8,595,000
2021	기초연구실지원사업	이성중	2021.6.1~2024.2.29	3년	875,000

육과 치과 의료기기 시장을 선도할 미래 지향적 사업을 추진하고 치의학 교육과 치과 의료기기 사업을 연계한 국산 의료기기 수출을 목적으로 원격교육 콘텐츠를 개발, 학습관리시스템(LMS)을 통해 다양한 언어로 서비스를 제공받을 수 있도록 구현했다.

SNU 10-10 프로젝트는 서울대학교 본부에서 선정하는 과제로 '10개 학문 분야의 세계 10위권 진입'을 목표로 하는 프로젝트로서 서울대학교 치의학대학원이 '치의학'을 주제로 '우수학문분야'로 선정되었으며, 6년간 본부의 연구지원을 받고 있다. 또한, 2021년 대학중점연구소사업은 교육부와 한국연구재단이 지원하는 '이공분야 대학중점연구소 지원사업'으로 서울대학교 치학연구소가 서울대학교가 대표로 선정되어 집단연구과제로 지원한 과제로 이공분야 대학부설연구소의 인프라 지원을 통해 대학의 연구거점을 구축하고, 대학연구소의 특성화·전문화 유도하며 중점연구소가 우수 신진연구인력을 육성하는 사업으로, 서울대 치의학대학원 치학연구소는 2030년까지 최대 9년간 86억 원의 연구비 지원을 통해 첨단의료기기의 개발을 통해 의료기기의 성능을 강화하고, 기존 생체재료의 생체적합성을 최적화시킴으로써 의료기기의 활용성을 높이고, 또한 국내 생체활성 융복합 의료기기의 첨단화를 통해 관련 산업 분야의 발전을 촉진하고, 글로벌 산업 경쟁력 확보, 고령화사회에 진입에 따른 융복합 의료기기의 필요성에 부응하여 국민보건 향상에 크게 기여할 것으로 보인다.

연혁

1922	4월 1일 경성치과의학교 개교
1924	5월 경성치과의학교 부속병원 개원
1925	경성치과의학교 제1회 졸업생
	한성치과의사회 창립
1927	6월 6일 저경궁 궁지에 신축교사 및 부속병원 착공
1928	9월 29일 신축교사 및 부속병원 낙성식
1929	4월 경성치과의학전문학교
1930	3월25일 1회 졸업생(치의학사)
1933	7월 교사 증축
1945	17회(1945년 졸업)까지 총 졸업생 1423명(한국인 450명)
	11월 1일 경성치과대학으로 개교
1946	8월 22일 국립서울대학교 치과대학으로 편입
	10월 15일 국립서울대학교 개교(문리과대학, 공과대학, 농과대학, 법과대학, 사범대학, 상과대학, 예술대학, 의과대학, 치과대학 등 9개 대학과 1개 대학원)
1947	7월 11일 1회 졸업생 배출(국립서울대학교 치과대학)
1952	4월 의학박사 1호(이춘근)
	4월 1일 최초 치의학계 대학원 교육(2명 입학)
1953	8월 26일 소공동으로 복교
1956	최초 치의학 석사학위 받음(2명)
1959	4월 1일 치의예과 개설(문리과 대학 소속)
1960	4월 1일 최초 치의학 박사학위 개설(과정 개설로 이해)
1969	12월 28일 연건동 교사로 이전
1970	1월 15일 연건동 치과대학 부속병원 개원
1977	7월 기초관(구 약대건물 인수)

1977	치의학박사학위 수여 시작
1978	7월 15일 특수법인 서울대학교병원 출범에 따라 치과대학 부속병원에서 서울대학교병원 치과진료부로 통합
1980	4월 치학연구소 설립
1993	5월 18일 서울대학교병원 치과진료부 건물 준공
1994	3월 14일 서울대학교 치과대학 교육연구재단 설립 인가
	8월 31일 치의학박물관 개설
1995	2월 15일 치의학도서관 서울대학교 중앙도서관 분관으로 인가
1998	4월 14일 치학연구소 법정연구소로 승격
1999	1월 12일 치의학교육연수원 개설
	9월 1일 BK21 Project 참여
2000	5월 18일 치과병원(치과진료부) 임상교육연구동 신축
	7월 1일 지능형생체계면공학연구센터 개소
2001	12월 28일 서울대학교 치과대학 치의학박물관 개관
2003	5월 서울대학교치과병원설치법 공포
	6월 20일 치과생체재료연구동 개관
2004	9월 특수법인 서울대학교치과병원 개원
2005	치의학대학원(전문대학원) 개설 및 교과과정 전면개편
2006	BK21 2차 Project 참여
2008	2월 14일 교육동 개관
	9월 1일 구강악안면 노인성 기능장애 연구센터(MRC) 개소
	9월 1일 골대사연구센터(SRC) 개소
	10월 20일 어린이치과박물관 개관
2011	12월 28일 '국립대학법인'으로 법적 지위 전환
2014	3월 1회 학사·전문석사통합과정 입학
2015	4월 치의학대학원 관악캠퍼스 준공식 및 관악서울대학교치과병원 개원식
2017	백주년 기념식 위원회 구성
2018	9월 10일 치아-치주 복합체 연구센터 (MRC) 개소
2022	5월 30일 치학연구소 '이공분야 대학중점연구소 지원사업' 선정

참고문헌

『서울대학교 치과대학 화보』, 1989.
『서울대학교치과대학사 1922-1991』.
『서울대학교치과대학사 제2권 1922-2001』.
『서울대학교 치의학 90년사』.
『한국근현대치의학의 역사박물전』, 이병태, 2003.
『경성치과의학교의 시간과 공간 이야기』, 2017.
『한국 치과의 역사』, 치과의사학교수협의회와 연구팀, 2021.
『서울대학교 치의학대학원의 개학 100주년을 맞이하여 생각해보는 일제강점기의 치의학
　　교육』, 김명국, 2022.
『일제강점기의 치의학교육 및 경성치과대학 연혁사』, 김명국, 2022.

우리나라 치의학교육,
그 100년의 역사
서울대학교 치의학교육 100년

초판 1쇄 2022년 10월 11일

지은이	권호범, 조현재, 길윤민, 박보영, 박영석, 손원준, 신미연, 여인성, 이지현, 임정준, 정신혜, 정지훈, 지영아
펴낸이	주혜숙
펴낸곳	역사공간
등 록	2003년 7월 22일 제6-510호
주 소	04000 서울특별시 마포구 동교로19길 52-7 PS빌딩 4층
전 화	02-725-8806
팩 스	02-725-8801
이메일	jhs8807@hanmail.net
ISBN	979-11-5707-182-1 03510

◆
이 책은 '서울대학교 치의학대학원과 서울대학교 치의학대학원 100주년기념 발전기금'의 지원을 통해 집필하였습니다.